Lotz

**Therapie-Tools**
**Sokratischer Dialog**

AF704762

**Online-Material auf psychotherapie.tools**

Mit dem untenstehenden Freischalt-Code erhalten Sie die digitalen Arbeitsmaterialien aus diesem Buch. Hierfür ist eine Registrierung auf psychotherapie.tools notwendig:

1. psychotherapie.tools/online-material öffnen.
2. Freischalt-Code eingeben.
3. Auf »Freischalt-Code einlösen« klicken. Der Code ist einmal gültig.
4. Im Warenkorb auf »Credits einlösen« klicken und Vorgang nach Login abschließen.
5. Arbeitsmaterialien nutzen.

Die Arbeitsmaterialien stehen Ihnen in Ihrem Kundenkonto unter »Mein Material« dauerhaft zur Verfügung. Sie sind für Ihren persönlichen Gebrauch bestimmt.
Als Institution mit mehreren Nutzer:innen wenden Sie sich bitte an vertrieb-psychotherapie.tools@beltz.de

7WKC6CK8T2

Norbert Lotz

# Therapie-Tools Sokratischer Dialog

Mit Online-Material

2., neu ausgestattete Auflage

BELTZ

Prof. Norbert Lotz, Ph. D.
FIRST – Frankfurter Institut für Rational-Emotive und Kognitive Verhaltenstherapie, Supervision und Training
Sandweg 53
60316 Frankfurt am Main
www.first-institut.de



FSC www.fsc.org MIX Papier | Fördert gute Waldnutzung FSC® C089473

Dieses Buch ist erhältlich als:
ISBN 978-3-621-29250-4 Print
ISBN 978-3-621-29251-1 E-Book (PDF)

2., neu ausgestattete Auflage 2024



Lektorat: Andrea Glomb, Antje Raden
Umschlagbild: Lina Oberdorfer
Herstellung: Victoria Larson
Satz: Markus Schmitz, Altenberge
Druck und Bindung: Beltz Grafische Betriebe, Bad Langensalza
Printed in Germany

Weitere Informationen zu unseren Autor_innen und Titeln finden Sie unter: www.beltz.de

# Inhalt

# Verzeichnis der Arbeits- und Informationsblätter

## 2 Die fünf Grundhaltungen im Sokratischen Dialog



## 3 Den disputativen Dialog vorbereiten



## 4 Disputation



## 5 Hilfreiche Interventionen zur Gesprächsführung

# Vorwort

Der *Sokratische Dialog* gilt als zentrales Element kognitiv-orientierter Therapie und Beratung. In Relation zu diesem hohen Stellenwert existiert ausgesprochen wenig Literatur bezüglich seiner Umsetzung.

Dieses Tools-Buch ist per definitionem praktisch ausgerichtet – mit dem Sokratischen Dialog bekommen Sie ein höchst effizientes Werkzeug an die Hand. Es werden Vorgehensweisen erklärt und beschrieben, die wir entweder in den Gesprächen mit Sokrates selbst finden oder die uns helfen, ein Gespräch zur Untersuchung von Kognitionen im sokratischen Sinne zu führen. Kompetentes und flexibles Einbringen verschiedener sokratischer Verfahren trägt in hohem Maße zum erfolgreichen Ausgang von therapeutischen und beratenden Gesprächen bei.

Praktiker benötigen sequenzielle Anleitungen für ihr Vorgehen – genau dies soll das vorliegende Buch leisten. Konkrete Informations- und Arbeitsblätter sind bei der nicht leicht fassbaren Methode eine unverzichtbare Hilfe. Jeder einzelne Schritt wird transparent angeleitet.

Beim Sokratischen Dialog, einer exakten, fast schon akribischen Befragung von Meinungen und Überzeugungen, dem genauen Reflektieren bestimmter Entscheidungen oder Handlungen, kommt es leicht zu sich festfahrenden Diskussionen, zu Besserwisserei oder kämpferischen Auseinandersetzungen. Bezeichnenderweise charakterisierte Sokrates sich selbst bereits als die »Stechmücke Athens«. Aus diesem Grund wird in den Materialien ein besonderes Augenmerk darauf gelegt, eine aufgeschlossen-interessierte Haltung zu erwecken, bevor der Befragungsprozess eingeleitet und während er durchgeführt wird.

Zur theoretischen Einbindung und zum Verständnis des Kontextes dienen die Ausführungen über *Sokrates*, über das Stilmittel des *Dialogs* und über die *Charakterisierungen des Sokratischen Dialogs* im Einführungskapitel (1).

Im Dialog selbst kommen *fünf grundlegende Haltungen* zum Einsatz, die mit verschiedenen Facetten beschrieben werden (Kap. 2). Als Kernkompetenz der praktischen Umsetzung folgt die *Disputation* (Kap. 4), die ihrerseits durch *einleitende Vorgehensweisen* vorbereitet wird (Kap. 3). Techniken zur *Gesprächsführung* (Kap. 5) helfen beim effektiven Durchführen der Disputationsschritte. Zur Reduzierung der Widerstände im Dialog und Aufrechterhaltung der Motivation dienen die *begleitenden Interventionen* (Kap. 6). Psychologische Erkenntnisse sowie biografische Kurzbeschreibungen über Sokrates finden sich unter *Hilfreiches Wissen* (Kap. 7).

**Hinweise zur Handhabung.** Um sich im Buch schnell und effektiv zurechtzufinden, sind auf allen Arbeits- und Informationsblättern Icons abgebildet. Anhand dieser Icons können Sie direkt sehen, für wen das vorliegende Informations- oder Arbeitsblatt gedacht ist und wie es eingesetzt werden kann. Die folgenden Icons werden Ihnen auf den verschiedenen Arbeitsblättern begegnen:

T **Therapeut*in:** Dieses Icon kennzeichnet Informations- oder Arbeitsblätter, die für die Therapeutin bzw. den Therapeuten selbst gedacht sind.

K **Klient*in:** Informations- oder Arbeitsblätter mit diesem Icon werden dem Klienten bzw. der Klientin zur Bearbeitung ausgehändigt.

**Ran an den Stift:** Dieses Icon fordert dazu auf, einen Stift zur Hand zu nehmen und Antworten und Überlegungen direkt auf dem Arbeitsblatt oder auch separat zu notieren.

**Input für den Kopf:** Auf diese Weise markierte Abschnitte beinhalten Hintergrundinformationen für eine vertiefte Auseinandersetzung mit den Inhalten der Therapie.

**Hier passiert etwas:** An dieser Stelle werden Handlungsanweisungen für Therapeut*innen oder Klient*innen gegeben.

**Wie sag ich's?** Dieses Icon kennzeichnet Beispiele in wörtlicher Rede als Beispielformulierungen für Therapeut*innen.

In diesem Buch wird der besseren Lesbarkeit halber das generische Femininum verwendet. Selbstverständlich sollen damit Therapeut*innen und Klient*innen aller Geschlechter angesprochen werden.

Ich danke dem Beltz Verlag, insbesondere Dr. Svenja Wahl und Antje Raden, die das Vorhaben mit mir auf den Weg brachten, und Andrea Glomb für ihr aufgeschlossenes und unterstützendes Lektorieren. Mein Dank gilt auch meiner Frau Christina Oxfort, meinem Freund Jonas Torsten Krüger und meiner wissenschaftlichen Mitarbeiterin Sinem Rhein für die zahlreichen Tipps, Korrekturen und Recherchen. Angeregt und bereichert haben mich die vielen Erfahrungen, die ich in über 100 Workshops mit diesem Thema von meinen Teilnehmerinnen und Teilnehmern gewinnen durfte.

Viel Erfolg und Freude mit dieser lebendig-kreativen Arbeitsweise für eine glücklich(er)e Lebensgestaltung – denn darum geht es letztendlich bei der Anwendung des Sokratischen Dialogs in Therapie und Beratung.

Frankfurt, im Frühjahr 2021 *Norbert Lotz*

# 1 Einführung: Historische Entwicklung des Sokratischen Dialogs und seine Charakterisierungen

## 1.1 Sokrates und Psychotherapie

> »Vielmehr hat er es sich zur Aufgabe gemacht, die intellektuelle Anmaßung, in der die meisten Menschen ihr eigenes Wissen überschätzen, zu bekämpfen und an ihrer Stelle Übereinstimmung von Selbsteinschätzung und wirklichem Sein zu erzielen.«
> *Landmann, 1950, S. 14, über Sokrates*

Was hat Sokrates (469–399 v. Chr.) mit Psychotherapie und Beratung zu tun, was mit Supervision und Coaching? Kann man ihn als ersten Psychotherapeuten (Chessick, 1982) bezeichnen? Zutreffend ist, dass es ihm um die Pflege der Seele geht (Platon, Apologie, 29e). Und von der Seele, so seine Behauptung, würde für den Körper und den ganzen Menschen Gutes wie Böses ausgehen, also müsse man diese vorzugsweise ärztlich behandeln (Platon, Charmides, 156e–157a). Der Sinn des Lebens zeigt sich für ihn in der Suche und der Erkenntnis nach Wahrheit. Es geht ihm um logisch-strenges Reflektieren über moralische Fragen, um Suchen und Zweifeln, um dialektische Vernichtung von Scheinwissen und Geleiten zu echtem Wissen (Ueberweg, 1926).

**Wichtig**

Die bleibende Wirkung von Sokrates und seinem Vorgehen besteht darin, die kognitive Welt eines Menschen und damit seine Erlebenswirklichkeit konstruktiv in Frage zu stellen und ihm dadurch andere Perspektiven und Einsichten zu eröffnen. Damit können eigene Ressourcen aufgebaut und umgesetzt werden.

### 1.1.1 Woher wir wissen, was wir über Sokrates wissen

Sokrates selbst hat nichts geschrieben. Er erachtet Buchstaben lediglich als Gedächtnishilfe – für den, der schon weiß, wovon das Geschriebene handelt – (Platon, Phaidros, 275c–d) und betont die dadurch eintretende Vernachlässigung eigenen Denkens: Zu sehr würde man auf fremde Zeichen von außen vertrauen statt auf das Suchen nach Erkenntnis aus sich selbst heraus (Platon, Phaidros, 275a). So verdanken wir unser Wissen über Sokrates, über seine Lehre und sein Leben, sechs verschiedenen Quellen – meistens wird allerdings von nur fünf gesprochen. Diese zeichnen ein zum Teil sehr unterschiedliches Bild von ihm. Das gilt es, sich vor Augen zu führen, wenn im Folgenden Aussagen über ihn getroffen werden.

**Platon (427–347 v. Chr.).** Beginnen wir mit der wichtigsten und umfangreichsten Quelle, dem Sokrates-Schüler Platon. Ihm werden 36 Werke zugeschrieben, von denen jedoch möglicherweise einige nicht von ihm selbst verfasst wurden. Platons Werke prägen bis heute unser Wissen und Verständnis von den Sokratischen Dialogen. Eine Schwierigkeit besteht darin, dass man nicht wissen kann, inwieweit Platon seinen Lehrer authentisch wiedergibt oder mit seiner eigenen Philosophie vermischt bzw. sie diesem in den Mund legt.

**Xenophon (um 430–354 v. Chr.).** Der Söldner und Heerführer Xenophon war ebenfalls Schüler von Sokrates, wenn auch nicht so lange wie Platon. Er berichtet nicht nur über selbst Erlebtes, sondern bezieht sich in seinem Erzählten auch auf andere. Einer Anekdote zufolge (Laertius, II, 48) war die erste Begegnung mit Sokrates, als dieser ihm in einem engen Gässchen mit vorgehaltenem Stock den

Weg versperrte und ihn fragte, wo man bestimmte Nahrungsmittel einkaufen könne. Nach erhaltener Antwort fragte Sokrates, wo denn die Stätten für die Bildung der Menschen zur Tugendhaftigkeit zu finden seien. Als Xenophon darüber keine Auskunft wusste, soll Sokrates gesagt haben: »So folge mir denn und lass dich belehren.« Daraufhin wurde er Schüler von Sokrates.

**Aristophanes (um 450–380 v. Chr.).** Der griechische Dichter schrieb die Komödie »Die Wolken«, welche 423 v. Chr. in Athen uraufgeführt wurde – also zu Lebzeiten von Sokrates – und uns in einer überarbeiteten Version (vgl. Schmalzriedt, 1974) heute noch vorliegt. In diesem Werk, der ältesten zeitgenössischen Quelle, wird Sokrates verspottend dargestellt als spinnerter Naturphilosoph und als sophistischer Wortverdreher angegangen.

**Aristoteles (384–322 v. Chr.).** Er war der bedeutendste Schüler von Platon und ist 15 Jahre nach Sokrates' Tod geboren. In seinen Werken können wir Passagen finden, die sich auf die Lehre von Sokrates beziehen, in denen er aus seiner Sicht zustimmend darauf aufbaut oder sich anderslautend davon abgrenzt.

**Nachsokratiker (ab ca. 330 v. Chr.).** Diese Bezeichnung, im Unterschied zu den *Vorsokratikern*, ist ungebräuchlich. Hierunter können alle Philosophen und Denkschulen verstanden werden, die sich auf die Lehren von Sokrates beziehen, sie in seinem Sinne weiterführen oder betont andere Wege einschlagen. Beispiele für einflussreiche entsprechende Denkschulen sind die Stoa und der Epikureismus.

**Diogenes Laertius (3. Jh.).** Dieser verfasst seine philosophiegeschichtlichen Schriften wahrscheinlich im dritten Jahrhundert. Er sammelt Exzerpte von Texten, Biografien und anekdotenartige Geschichten. Die Schilderungen dürfen nicht unbedingt als real angesehen werden, und doch stellen sie einen unverzichtbaren philosophischen Schatz des griechisch-römischen Altertums dar.

### 1.1.2 Sokrates' Leben, Engagement und wichtigste Themen

Sokrates wird in einem Vorort Athens geboren (469 v. Chr.) als Sohn des Steinmetzes und Bildhauers Sophroniskos und der Hebamme Phainarete (Laertius, II, 18; Platon, Laches, 181a; Platon, Theaitetos, 149a). Sokrates selbst scheint in frühen Jahren auch zeitweise als Bildhauer zu arbeiten. Dreimal zieht er als Soldat in den Krieg: Seine Tapferkeit, Besonnenheit und Mut machen großen Eindruck, auch wie er Entbehrungen wie Hunger und Kälte erträgt (Platon, Symposion, 220d–221c; Laertius II, 22–23). Verheiratet ist er mit Xanthippe, sie haben zusammen drei Söhne. Xanthippe wird oftmals – wahrscheinlich zu Unrecht – als zänkisch angesehen. In einem Dialog mit seinem Sohn Lamprokles, in dem Sokrates über die Dankbarkeit den Eltern gegenüber spricht, äußert sich dieser über seine Mutter, u. a.:

> »Wohl! Und wenn sie auch alles, was du sagtest, und noch viel mehr dergleichen getan hat, so ist's doch nicht menschenmöglich, eine Gemütsart wie die ihrige auszustehen. … Sie sagt einem Dinge, die kein Mensch in seinem ganzen Leben hören möchte.«
> *Xenophon, Sokratische Gespräche 8, 3*

Eine hervorragende und ausgewogene Darstellung über Xanthippe sowie eine erhellende Schilderung der historischen Situation, in der Sokrates lebt, finden sich in Weithmann (2010).

#### Engagement

Sokrates wirkt auf dem Markt- und Versammlungsplatz von Athen, der Agora, dem Mittelpunkt altgriechischer Kultur und Politik. Am Morgen geht er in die Wandelhallen (Säulengänge, die Schutz vor Sonne und Regen bieten) und zu den Turnplätzen. Wenn der Markt dann voller Menschen ist, kann man ihn dort antreffen mit der Möglichkeit, seinen Reden zuzuhören (vgl. Xenophon, Erinnerungen, 1, 10).

Vieles deutet darauf hin, dass Sokrates eine bekannte Persönlichkeit ist. Aristophanes würde ihn sonst bestimmt nicht als zentrale Figur in seiner Komödie wählen. Er gilt als der weiseste Mann, wenn dies auch auf einer unkorrekten Zitierweise beruht: Ein Jugendfreund mit Namen Chairephon beruft das damals berühmte Orakel in Delphi. »… und, wie gesagt, empört euch nicht, ihr Männer, er fragte also, ob jemand größeres Wissen habe als ich. Und die Pythia gab zur Antwort, es gäbe niemanden, der mehr wisse« (Platon, Apologie, Haitsch, 21c). Die Pythia, das griechische Wort für Priesterin, wird vom Volk bestimmt und gilt durch den Gott Apollon mit prophetischen Gaben bedacht. Niemand wisse mehr als Sokrates, so heißt es, und nicht: Sokrates sei der weiseste aller Menschen. Doch schon das Zitat von Diogenes Laertius geht in die superlativistische Richtung: »An Weisheit nimmt es niemand auf mit Sokrates« (II, 37).

Das wohl bekannteste Sokrates zugeordnete Zitat lautet: »Ich weiß, dass ich nichts weiß.« Doch die Übersetzung stimmt so nicht. Richtig ist wohl: »Ich weiß als Nicht-Wissender«, »Ich als Nicht-Wissender weiß« oder »Ich weiß, dass ich nicht weiß.« Da es das (!) Sokrates-Zitat ist, noch einmal genauer: »Ich aber, so wie ich nicht weiß, so schätze ich mich auch nicht ein zu wissen« (Platon, Apologie, 21d; Ü. d. A.).

In den Gesprächen mit Sokrates stellt sich viel sog. Wissen als Scheinwissen heraus. So resümiert er im Gespräch mit Menon: »... du aber hast es vielleicht vorher gewusst, ehe du mich berührt hast [mit mir in Kontakt getreten bist: Anm. d. A]; jetzt aber bist du dem, der es nicht weiß, gleich« (Platon, Menon, 80d).

Sokrates ist bestrebt, geradezu besessen davon, vermeintliches, nicht haltbares Wissen aufzudecken. Er sucht nach dem Wahren, nach dem, was bleibt, nach den bleibenden Werten. Tugenden bzw. die Tugend an sich sind für ihn zentrale Themen. Und er vertritt die Meinung, dass niemand bewusst gegen das gefundene Beste handeln würde, wohl aber aus Unwissenheit (Platon, Protagoras, 358b–d; Aristoteles, Nikomachische Ethik, VII 3, 1145).

#### Sein Lebensausgang

Im Jahr 399 v. Chr. kommt es zum öffentlichen Prozess gegen Sokrates. Die Anklage vor dem Athener Gericht umfasst drei Punkte:

(1) Sokrates glaube nicht an die Götter, an die die Polis, der griechische Stadtstaat, glaubt: Er versündige sich durch Ableugnung derselben (Laertius, II, 40).

(2) Er führe stattdessen neue göttliche Wesen ein.
Hinweis: Sokrates glaubt an sein *Daimonion* (Laertius, II, 40), eine göttliche Stimme in ihm (Platon, Apologie, 31c).

(3) Sokrates lehrt die Jugend kritisch-prüfendes Vorgehen bezogen auf die herkömmlichen Werte: Er vergehe sich an der Jugend, indem er sie verführe (Laertius, II, 40).

Der so Angeklagte zeigt keine Reue, er habe nur nach seinem Gewissen gehandelt. Er verdiene keine Strafe, vielmehr eine hohe staatliche Auszeichnung. Erzürnt über die vermeintliche Provokation verlangen die Ankläger daraufhin die Todesstrafe. Diese wird mit klarer Mehrheit ausgesprochen.

Sokrates wird ins Gefängnis gebracht. Ganz offensichtlich ermöglichen ihm seine Freunde die Flucht, was er strikt ablehnt. Bedingt durch ein jährliches Fest in der Polis verbleiben ihm circa 30 Tage. Im Beisein seiner Freunde leert Sokrates dann den Giftbecher, den Schierlingstrunk. Dieser führt über zentrale Lähmungen zum letzten »Einschlafen«.

## 1.2 Die Entwicklung des Dialogs als Form der Gesprächsführung

### 1.2.1 Platons Dialoge

Platon hat die literarische Form des Dialogs nicht erfunden; doch er hat sie etabliert und weltgeschichtlich unsterblich gemacht (Meyer, 2006). Die meisterhaften Personalisierungen bestimmter Argumentationen haben eine »starke Appellfunktion« (Rufener, 2005, S. 14), durch die wir uns in die Gespräche hineingezogen fühlen, weil wir unseresgleichen zu erkennen meinen. Wenn wir vom *Sokratischen Dialog* sprechen, dann meinen wir einerseits die Literaturgattung von Platon, deren deutlichstes Merkmal darin liegt, dass Sokrates darin vorkommt. Oder wir meinen die zeitgemäß-moderne Anwendung dieser Gesprächsform im Rahmen von Psychotherapie, Supervision, Beratung und Coaching. Aristoteles spricht von den »Sokratischen Dialogen«, meint jedoch, dass diese Kunstform noch »keine eigene Bezeichnung« habe, kein »gemeinsamer Begriff« gefunden worden sei (Poetik, 1447b.). Für Diogenes Laertius steht Platon durch »seine strenge Behandlung und Ausbildung dieser eigenartigen Schriftgattung« auf dem ersten Platz, »und zwar in Bezug auf die Schönheit wie auch auf die Erfindung« (III, 48).

Der dialogische Ansatz selbst hat weit ältere Quellen. In Epen und Dramen von Homer (ca. ab 750 v. Chr.), Hesiod (vor 700 v. Chr.) und Aischylos (525–456 v. Chr.) werden menschliche Themen streitend dialogisch dargestellt, werden widerstrebende Charakterzüge des Menschen entfaltet, wird das Ringen um gesellschaftliche Ordnungen – oft als Spiegelbild der seelischen Ordnung und deren agonalen Kräfte verstanden (Blößner, 2002) – zur Entfaltung gebracht. In der Tragödie begleitet der Dialog nicht nur die Handlung, er verkörpert sie, er treibt das Geschehen voran (vgl. Pleger, 2006), wird selbst dazu.

Das Wort *Dialog* geht zurück auf das altgriechische Substantiv *diálogos:* Unterredung, Gespräch, bzw. auf das Verb *dialégesthai*: sich unterreden, besprechen. Die Wortwurzeln sind *diá*: durch, vermittelst und *lógos*, das eine Vielzahl von Bedeutungen haben kann: Wort, Rede, Sprechen, Behauptung, Vernunft u. v. m. (Gemoll, 2006). Als Dialog bezeichnen wir eine sich in Frage und Antwort abspielende Ausführung eines ausgewählten Themas. Wenn wir uns gleich der interessanten Frage zuwenden, wieso die Erkenntnisvermittlungen in Dialogen vorgetragen werden – wie etwa bei Platon –, so ist hierauf, wie Voegelin (2000) meint, keine abschließende Antwort zu erwarten; man sollte nicht mehr als eine Reihe von Punkten bescheiden auflisten, die hier in Erwägung zu ziehen seien.

Eine Bemerkung von Ludwig Wittgenstein, knapp zweieinhalb Jahrtausende später, kann uns auf den Weg bringen. Er betont, man müsse »in der Philosophie nicht nur in jedem Fall lernen, was über einen Gegenstand zu sagen ist, sondern auch, wie man über ihn zu reden hat. Man muss immer wieder erst die Methode lernen, wie er anzugehen ist« (Wittgenstein, 1984, S. 50).

### 1.2.2 Der Dialog als philosophische Methode

Der Dialog als Methode des Philosophierens lässt sich auf Sokrates zurückführen (Pleger, 2006). Er hat ihn entwickelt als

- eine Methode der philosophischen Forschung und
- eine Methode der richtigen Lebensweise (Pleger, 2006).

Im vorliegenden Buch verstehen sich die sog. Disputationsverfahren (Kap. 4) als Erforschung der eigenen Meinungen; durchaus lässt sich sagen, im Sinne der eigenen Lebensanschauungen und -philosophien. Und der zweite Punkt ist hier von Wichtigkeit: Wir wenden das Vorgehen intensional an, d. h. für ein »Um«: um besser zu leben, glücklicher, weniger leidvoll; um Handlungen, die für uns wichtig sind, entsprechend ausführen zu können; um anstehende Entscheidungen möglichst konstruktiv und förderlich umsetzen zu können.

### 1.2.3 Wesensfrage, Meinungen und Einsicht

Ausgangspunkt für ein Gespräch sind Behauptungen, Anschauungen, Mutmaßungen, Thesen usw. – am besten formuliert: Meinungen. Meinungen sind subjektive Wahrheiten, erlebte Wirklichkeiten des Alltags. Meinungen sind Ursachen und Umsetzungstreiber für Emotionen, Handlungen und weitere Meinungen. Meinungen drücken sich aus als Wissen, schleppen jedoch oft einen mehr oder weniger großen Ballast an Nichtwissen mit. Die Meinung, wenn sie nicht als vorsätzlich unwahr, als Lüge geplant ist, beabsichtigt das Wahre. Meinungen sind in der Regel nicht an sich wahr oder falsch, sie befinden sich grundsätzlich in dem Kontinuum zwischen den beiden Polen. Meinungen haben Wahrheitspotenzial, sie können auf den Wahrheitsgehalt geprüft werden. Diese Prüfung erfährt ihre Angemessenheit nicht in einer einfachen Bestätigung, Widerlegung, Modifizierung; sie erfährt ihre Angemessenheit im Prozess des Prüfens. Die Methode der Wahl, die hier vorgestellt wird, ist der Dialog. Die zu gewinnende Erkenntnis bzw. die gewonnene Erkenntnis ist nicht bloß eine weitere Behauptung, eine weitere Meinung, sie erweist sich als Resultat eines Prozesses, eines nachvollziehbaren Weges. Sie mündet in einer (neuen) Einsicht. Wenn diese auch als Ergebnis eines Prüfprozesses gefunden wurde und darin ihren Abschluss bekommen hat, bleibt auch diese Einsicht eine prinzipiell immer wieder zu überprüfende, sie bleibt »eine Sicht«. Sie beschreibt ferner eine Hinein-Sicht, wie das Wort »ein« häufig für hin-ein steht. Dieses Hineinsehen, Hinein-Erkennen trägt somit auch Züge von Selbsterkenntnis, von *Erkenne dich selbst*, wie der bekannte Spruch an einer Säule der Vorhalle des Apollon-Tempels in Delphi lautet.

Eine Einsicht zu gewinnen bedeutet, sich im Denken und (!) Handeln zu ändern. Einsichten sind verhaltensausrichtend und handlungsleitend. Sie werden gespeist von unseren Werteorientierungen, von der treibenden Kraft in uns, ein würdiges und glückerfülltes Leben zu führen.

> »Wer volle Einsicht besitzt, beherrscht sich selbst, wer sich selbst beherrscht, bleibt sich gleich, wer sich gleich bleibt, ist ungestört, wer ungestört ist, ist frei von Betrübnis, wer frei von Betrübnis ist, ist glücklich: also ist der Einsichtige glücklich und die Einsicht genügt zum glücklichen Leben.«
> *Seneca, Moralische Briefe, XI–XIII, LXXXV, 2*

So ist auch der Dialog für Sokrates mehr als eine Gesprächs-, Forschungs- und Prüfmethode; er ist eine würdevolle Lebenshaltung, eine respektvolle Lebensführung, eine seelenheilbringende Gesinnung, eine Berührung mit *dem* Gott. Er geht so weit zu sagen, dass »ein Leben ohne Selbsterforschung aber gar nicht verdient gelebt zu werden …« (Platon, Apologie, Schleiermacher, 38a).

## 1.3 Charakterisierungen des Sokratischen Dialogs

Nachfolgend werden verschiedene Systematisierungen vorgestellt, die das Wesen des Sokratischen Dialogs charakterisieren und die Vorgehensweisen benennen und beschreiben:
(1) Typologien des Sokratischen Dialogs in der modernen Platon-Forschung
(2) typische Diskussionsstrategien in der Sokratischen Didaktik
(3) Varianten des Sokratischen Dialogs nach Stavemann
(4) die fünf Grundhaltungen des Sokratischen Dialogs nach Lotz

### 1.3.1 Typologien des Sokratischen Dialogs in der modernen Platon-Forschung

In der Platon-Forschung – wir erinnern uns: Sokrates hat nichts geschrieben – haben sich bezüglich der Dialoge vier Typologien herauskristallisiert:
(1) Eristische Gesprächsführung
(2) Agonale (antagonistische) Gesprächsführung
(3) Didaktische Gesprächsführung
(4) Synergistische Gesprächsführung

#### (1) Eristische Gesprächsführung

Die Benennung leitet sich ab von altgriech. *eris*: Streit, Hader. Sie bezeichnet die *Kunst des wissenschaftlichen Streitgesprächs.*

Beide Dialogpartner führen ein Streitgespräch mit dem Ziel, den Gesprächspartner zu widerlegen, ohne dabei oder dadurch eigene Thesen oder Standpunkte aufzuführen bzw. zu entwickeln.

#### (2) Agonale (antagonistische) Gesprächsführung

Das altgriechische Wort *agṓn* bedeutet *Versammlung*; *agonía* ist der *Kampf*, *Wettkampf*. Bezeichnet wird damit auch das Streitgespräch in der attischen Komödie.

*Antagōnistēs* bedeutet *Nebenbuhler, Feind*. Es ist gebildet aus *antí*: *gegen* sowie *ágein: [an]führen, gewaltsam mit sich nehmen, handeln*. Ein *Antagonist* ist also ein *Gegenhandelnder*, ein Widersacher.

Beide Dialogpartner versuchen, für sich Recht zu behalten und die Ansichten des anderen zu widerlegen. Mit erfolgreicher Falsifizierung beginnt ein Wettstreit, zu einer haltbaren bzw. haltbareren Aussage zu gelangen.

**(3) Didaktische Gesprächsführung**

*Didáskein* heißt *lehren, didaktikós: belehrend, zur Belehrung geeignet. Didaktik* kann man als die *Wissenschaft und Kunst des Lehrens und Lernens* bezeichnen.

Im Dialog ist oder fungiert einer der Partner als Lehrer, der andere als zu Belehrender bzw. Schüler. Der Lehrer kennt möglicherweise schon die Antworten und die Lösungen, zumindest aber den Methodenweg dorthin. Auf den Sokratischen Dialog bezogen, bedeutet diese Art der Gesprächsführung: Der als Lehrer fungierende Dialogpartner teilt Antworten und Lösungen auf anliegende Fragen nicht einfach mit, sondern bringt sie durch hilfreiche Überlegungen sowie methodisches Herausfragen ans Licht, stößt so den Vorgang des Gedanken-Gebärens an und leitet ihn.

**(4) Synergistische Gesprächsführung**

Altgriechisch *sýn: gemeinsam, zugleich*; *enérgeia: Wirksamkeit*; *synergía* bedeutet *Zusammenwirken.*

Den Gesprächsführenden ist ihr fundamentales Nichtwissen bewusst. Keiner behauptet, die Wahrheit, die Lösung bereits zu kennen. Sie treffen sich lethologisch (Lethologie: Lehre vom Nichtwissen), diskutieren zusammen, »begegnen sich« als Nicht-Gegner.

Die Argumente und Meinungen der Dialogpartner werden wechselseitig wohlwollend geprüft und im Geiste des neutral-neugierigen Wissenschaftlers betrachtet. Eine multiperspektivische Bearbeitung erfolgt. Wahrheiten und »Wahrheit« werden gemeinsam gesucht.

(In den Stilbeschreibungen wurden verarbeitet: Wieland, 1999; Pleger, 1998, 2006)

**Gibt es bei Platon schon entsprechende Benennungen der Dialogstile?**

Es gibt sie noch nicht. Und doch finden wir im Platon-Dialog »Menon« zumindest eine Unterscheidung zwischen zwei Vorgehensweisen. Sokrates führt hierzu aus:

> »Und wäre der Fragende einer von jenen Weisen (Sophisten, Anm. d. A.), Streitkünstlern und Wortfechtern, so würde ich ihm sagen, ich habe nun gesprochen, und wenn ich nicht richtig erklärt habe, so ist nun deine Sache, das Wort zu nehmen und mich zu widerlegen. Wären es aber Freunde, die, wie du und ich jetzt, sich miteinander zur Belehrung unterhalten wollten, so müsste die Antwort dann freilich freundlicher und der Dialektik gemäßer lauten«.
> *Platon, Menon, Schleiermacher, 75c–d*

Und das bedeutet:

> »... dass man nicht nur das Richtige antwortet, sondern dieses auch nur in solchen Ausdrücken gibt, von welchen der Fragende eingesteht, sie zu verstehen. Auf diese Art nun will ich auch versuchen, es dir zu erklären«.
> *Platon, Menon, 75b–e*

Mit den Typologien gemäß der Platon-Forschung können wir sagen, dass bei den »Weisen«, »Streitkünstlern« usw. ein eher *eristisches* oder *agonales* Gesprächsverhalten angewendet wird, bei den »Freunden« ein eher *didaktisches.*

### 1.3.2 Typische Diskussionsstrategien in der Sokratischen Didaktik

Für den Sokratischen Dialog sind vier Prozesse, vier Vorgehensweisen des Erkennens, charakteristisch:
(1) Elenktik
(2) Maieutik
(3) Protreptik
(4) Regressive Abstraktion

#### (1) Elenktik

Mit dem Begriff der Elenktik wird Verschiedenes benannt. Er kann sich einerseits auf den *Prozess des Prüfens* bzw. *Untersuchens* beziehen wie auch auf dessen *Ergebnisse des Beweisens oder Widerlegens.* Wenn es in der *Eristik* darum geht, das Gesagte des Gesprächspartners schlichtweg zu widerlegen, steht bei der *Elenktik* das prüfende Untersuchen im Vordergrund, das dann auch zu einer Widerlegung führen kann. Dieses Verfahren zur Auflösung von Scheinwissen dient bei Sokrates der Reinigung der Seele: Durch »prüfende Zurechtweisung« wird dem Menschen »rein dargestellt, was er wirklich weiß«, und auch, was er zuvor glaubte zu wissen (Platon, Sophistes 230d–e). Und so, sagt Sokrates, wird er jeden Athener, also denjenigen aus der größten und für Weisheit und Macht berühmtesten Stadt, fragen, ob er sich nicht schämt, dafür zu sorgen, am meisten Geld zu erlangen sowie Ruhm und Ehre, aber für Einsicht und Wahrheit und für die Seele, dass sie sich aufs Beste befinde, nicht sorgt und hieran auch nicht denken will (Platon, Apologie, 29d–e).

#### (2) Maieutik

> »Die Maieutik besteht darin, aus dem Gesprächspartner etwas herauszuholen, wovon dieser selbst noch nicht weiß, dass er es weiß, was er aber wissen kann, sobald er nur durch geschickt gestellte Fragen richtig über seine Probleme nachdenkt.«
> *Hirschberger (1983, S. 23)*

Sokrates postuliert die Seelenwanderung: Die menschliche Seele ist unsterblich, somit beim einzelnen Menschen präexistent vorhanden. In ihr liegt alles Wissen. Mit der Geburt verliert der Mensch den Zugriff auf sein Wissen. Durch äußere Anstöße kann sich der Zugang öffnen. So können gestellte Fragen den Erinnerungsprozess (griech.: *anámnēsis:* Erinnerung) anstoßen, verborgenes Wissen kann ins Bewusstsein kommen. Der menschliche Intellekt kann zwar kein neues Wissen erschaffen, doch er kann es sich zurückholen. Der Akt des Hervorbringens dieses potenziell vorhandenen Wissens ist wie ein Gebären, wie eine Wiedergeburt. Das Fragenstellen fungiert wie die Geburtshilfe einer Hebamme. Entsprechend wird diese Gesprächsführung als *Maieutik* oder *Mäeutik* benannt (*maia*, altgriech.: Hebamme; *maieutikḗ [téchnē]*: Hebammenkunst). Als Beleg für seine Theorie führt Sokrates die Befragung eines Sklaven über die Lösung eines mathematisch-geometrischen Problems an (Platon, Menon).

Nach heutigem Wissensstand ist die Theorie bzgl. der *Anámnēsis* so nicht haltbar; sie stellt jedoch keine Grundvoraussetzung zur Anwendung der Hebammentechnik im Gespräch dar. In Platons Dialog »Theaitetos« erklärt Sokrates seine Hebammenkunst:

> »Von meiner Hebammenkunst gilt alles, was auch sonst von ihr zutrifft. Sie unterscheidet sich aber dadurch, dass sie auch Männern Geburtshilfe leistet, nicht nur Frauen, und dass sie für ihre gebärenden Geistesprodukte Sorge trägt, nicht vorwiegend für ihre Leiber. Das Größte an dieser Kunst ist, dass wir dadurch imstande sind zu prüfen, ob ein Mensch ein geistiges Trugbild, also eine Falschheit zu gebären im Begriff ist oder etwas Echtes und Fruchtbares.«
> *Platon, Theaitetos, 150b (vom Autor moderner und verständlicher umformuliert)*

Fragen gehört nach Sokrates' Auffassung zum Akt des Gebärens.

> »Viele werfen mir vor, dass ich andere fragte, selbst aber keine klugen Antworten hätte; darin haben sie Recht. Geburtshilfe zu leisten, dazu fühle ich mich von Gott berufen, Meinungen zu erzeugen hingegen, hat er mir verwehrt.«
> *Platon, Theaitetos, 150c (vom Autor moderner und verständlicher umformuliert)*

Betrachten wir noch einmal genauer, wie er seine Geburtshilfe versteht: Man solle sich ihm anvertrauen, ihm als dem Sohn einer Geburtshelferin und auch selbst einem Kundigen der Geburtshilfe.

> »Was ich dich frage, das beeifere dich so gut du nur kannst zu beantworten. Und wenn ich bei der Untersuchung etwas, was du sagst, für nichts Echtes befunden habe, es also verwerfe, so erzürne dich darüber nicht«.
> *Platon, Theaitetos, 150c (vom Autor moderner und verständlicher umformuliert)*

Schon viele seien gegen ihn aufgebracht gewesen, dass sie ihn »ordentlich hätten beißen mögen«. Mehrmals betont Sokrates, dass er das Verwerfen aus »Wohlmeinen«, nicht aus »Übelwollen« tue. Es sei ihm nur »eben keineswegs verstattet, Falsches gelten zu lassen und Wahres zu unterschlagen« (Platon, Theaitetos, 151c–d).

#### (3) Protreptik

Die Protreptik geht zurück auf das altgriechische Verb *protrépein:* (jemanden zu etwas) hinwenden, anregen, aufmerksam machen, ermuntern. Man versteht darunter die Fertigkeit zur überzeugenden, werbenden Ansprache; in dieser wird entweder ein Anliegen positiv angepriesen oder negativ, mahnend abratend dargestellt. Sokrates baut – meist implizit, wie nebenbei – protreptische Passagen in seine Dialoge ein. Anders gesagt: Prüfung und Widerlegung bisheriger Ansichten, geleitetes Entdecken und Entwickeln zu wahrhaftige(re)n Anschauungen sind nicht Selbstzweck oder logische Spielereien. Er mahnt, motiviert, »wirbt« damit, dass es immer mehr oder weniger um eine wissende Lebensführung geht, um das Erstreben und Umsetzung von Tugend und Glück, um die Reinigung der Seele.

#### (4) Regressive Abstraktion

Regress bezeichnet in der traditionellen Logik den Rückgang, das Rückschreiten des Denkens vom Bedingten auf die Bedingung, von der Wirkung auf die Ursache und vom Besonderen zum Allgemeinen. In der *Regressiven Abstraktion* gehen wir vom Konkreten aus, vom einzelnen Ding, von einer konkreten Erfahrung oder Wahrnehmung aus dem Alltag. Von hier aus versuchen wir zum eigentlichen, allgemein gültigen Wesen einer Sache vorzudringen, zu abstrahieren. So greift Sokrates einzelne konkrete Lebenssituationen heraus, um daraus Glaubenssätze und allgemeine Vorstellungen herauszufiltern. Er selbst hat den Begriff *Regressive Abstraktion* nicht gekannt und ihn daher auch nicht benutzen können.

Vom Abstrakten können wir dann wieder zurückschließen auf das Konkrete bzw. es davon ableiten. Auf unsere therapeutisch/beratende Tätigkeit bezogen, bedeutet das: Wir gehen von einem konkreten Beispiel, einem bestimmten Ereignis aus, und versuchen, das Allgemeine, das Typische, das Regelhafte, die Struktur daran herauszuarbeiten, um dann wiederum beliebige konkrete Ereignisse erkennen und erklären zu können.

### 1.3.3 Varianten des Sokratischen Dialogs nach Stavemann

Stavemann (2015, S. 98–106) teilt die Sokratischen Dialoge nach inhaltlichen Gesichtspunkten ein und skizziert einen jeweils typischen Ablauf der psychotherapeutischen Gespräche.

**Explikativer Dialog.** Der explikative Dialog dient der Beantwortung der Frage »Was ist das?« und damit der Klärung von Begriffen. Beispiele: Ich möchte, dass meine Kinder »gute Schüler« werden. Mein Anspruch an mich ist, meiner Partnerin gegenüber immer »offen« zu sein. Ich glaube, ich bin als »Mutter« zu »egoistisch«. Es gilt, die aufgeführten Begriffe zu definieren.

**Normativer Dialog.** Der normative Dialog dient der Beantwortung der Frage »Darf ich das?« und damit der Prüfung und Klärung, ob bestimmte Einstellungen, Handlungsvornahmen oder ausgeführte Handlungen nach dem eigenen Werte- und Normensystem vertretbar sind. Beispiele: Darf ich meinem Kind sagen, dass ich heute keine Lust habe, ihm bei seinen Hausaufgaben zu helfen? Darf ich vor meinem Lebenspartner Geheimnisse haben? Darf ich erschöpft sein?

**Funktionaler Dialog.** Der funktionale Dialog dient der Beantwortung der Frage »Soll ich das?« und damit der Prüfung und Klärung, ob eine Einstellung oder Handlung mit den eigenen Werteorientierungen vereinbar sind. Beispiele: Soll ich mir Wohnungseigentum zulegen? Soll ich meinen Arbeitsplatz wechseln? Soll ich meine Bandscheibe operieren lassen?

Allgemein bezeichnet Stavemann den **psychotherapeutischen Sokratischen Dialog** als »einen philosophisch orientierten, durch eine nicht-wissende, naiv fragende, um Verständnis bemühte, zugewandte, akzeptierende Therapeutenhaltung geprägten Gesprächsstil (...). Er dient einzig der Zielsetzung, dass der Klient durch die Fragen des Therapeuten alte Sichtweisen reflektiert, vorhandene Widersprüche und Mängel erkennt, selbstständig funktionale Einsichten und Erkenntnisse erarbeitet und seine alte, dysfunktionale Ansicht ersetzt« (Stavemann, 2015, S. 98).

### 1.3.4 Die fünf Grundhaltungen im Sokratischen Dialog nach Lotz

Im vorliegenden Tools-Buch wird das Modell der *fünf Grundhaltungen* (Lotz, 1995) dargestellt (Kap. 2). Hier sind »aufgrund der Analyse sokratischer Dialoge (…) fünf Performanzvarianten des sogenannten ›Diskuteurs‹ gegenüber dem ›Diskutanten‹ differenziert« (Scholz, 2001, S. 80). Die Performanzen drücken sich in fünf benennbaren *Diskussionshaltungen* aus, zwischen denen die Therapeutin flexibel wechseln kann, je nachdem, welchen Stil sie in der jeweiligen Gesprächssituation als hilfreich-voranbringend einschätzt.

**Abschließende Bemerkungen**

In den Arbeitsmaterialien finden sich zahlreiche Arbeitsblätter für die *Elenktik*, das Prüfen von Gedanken und damit die Beibehaltung (Beweisführung) oder Widerlegung. Die *Maieutik* als eine bzw. die Hauptmethode der Sokratischen Gesprächsführung ist in den Tools zentral vertreten. Die *Protreptik*, nicht explizit benannt, findet sich in vielen Arbeitsblättern, welche die Motivation, den Widerstand und die Gesprächsatmosphäre zum Thema haben. Auch die *Regressive Abstraktion* wird thematisiert.

Die *Sokratische Methode* bzw. der *Sokratische Dialog* werden oft als wichtige Methode kognitiver Gesprächsführung betont (z. B. Hautzinger, 2013; Brakemeier & Jacobi, 2017), gar als der Königsweg der kognitiven Umstrukturierung (s. Lotz, 2021) benannt. Die vielfältigen und tiefgehenden Möglichkeiten werden deshalb in ihrer gesamten Bandbreite im vorliegenden Tools-Buch dargestellt. Hierzu gehört, auf die in der Literatur tendenziell zu wenig aufgeführten unerwünschten Wirkungen Bezug zu nehmen. Das Wissen hierüber macht das Umsetzen dieses Erkennens-Prozesses nachhaltig erfolgreicher.

# 2 Die fünf Grundhaltungen im Sokratischen Dialog

Die Vorgehensweisen im Sokratischen Dialog, die nachfolgend beschrieben werden, lassen sich am besten vergegenwärtigen, indem man sich fünf *Haltungen* vorstellt. Damit ist gemeint, dass die Therapeutin die entsprechende Perspektive, die entsprechende Einstellung der beschriebenen Positionen einnimmt. So kann die Therapeutin aus fünf Blickwinkeln agieren:

(1) Gegner
(2) Verkäufer
(3) Ebenbürtiger Partner
(4) Prüfer
(5) Ressourcenaufdecker

Diese Haltungen einnehmend, leitet und führt sie die Klientin beim Untersuchen ausgewählter eigener Meinungen, Glaubenssätze und Denkmuster, die bislang eine unerwünschte und ungünstige Wirkung auf das Befinden und Handeln erzeugen.

## 2.1 Die Haltung des Gegners

> »Fängt die Ironie mit ernster Miene an und endigt mit lächelnder,
> so hält der Humor es umgekehrt.«
> *A. Schopenhauer, 1859, S. 119*

> »Fängt die Sokratische Ironie mit der Bewunderung des Anderen
> und dem Anzweifeln der eigenen Kompetenz an,
> so endet sie mit der Demontage des Schein-Wissens des Anderen
> und dem Anerkennen des eigenen kompetenten Zweifel-Wissens.«
> *N. Lotz*

Mit der Haltung als *Gegner* wird versucht, die Klientin in Bezug auf bestimmte Auffassungen zu verunsichern und ihr diese als nicht stimmig, nicht zielführend vorzuführen, sie mit ihren eigenen Meinungen zu konfrontieren. Hierbei kommen zwei Stile zum Einsatz: Ironie und Humor.

Das Anwenden von *Ironie* ist eingekleidet in betont scheinbarem Nicht-Wissen oder – ganz entgegengesetzt – in absichtlich übertriebener Besserwisserei. Ironie bedeutet, etwas anderes bis Gegenteiliges als das, was gemeint ist, auszudrücken. Unter dem Deckmantel der Ernsthaftigkeit verbergen sich Spaß, Scherz und Spott. Ironie hat typischerweise eine neckende bis aggressive Komponente. Sie setzt an der Aussage der Klientin an, »spielt« damit und führt sie in unerwarteter Weise – durchaus kreativ – weiter. Die angewandte Kampf-Logik könnte man als haarspalterisches Entgegnen, als Hack-Logik (logic chopping, Byerly, 1973) bezeichnen. Das Einbringen von Ironie lebt davon, dass sie vom Gesprächsteilnehmer durchschaut wird; kann das nicht geschehen, so muss man zur direkten Klarstellung übergehen.

**Sokratische Ironie.** Die Haltung des *Gegners* ist gekennzeichnet durch die berüchtigte *Sokratische Ironie*. Diese wird in der Forschung unterschiedlich interpretiert: von der Auffassung einer zweckberechnenden Heuchelei – wie Landmann (1950, S. 20) einige Auslegungen benennt – bis hin zur Meinung des Platon-Schülers Aristoteles, Sokrates habe nur prüfende Gespräche geführt, keine didaktischen, keine eristischen (Aristoteles, Sophistische Überlegungen; Martens, 1992). Hier im Buch wird davon ausgegangen, dass Sokrates die gesamte Bandbreite zur Anwendung bringt. Und es gibt eine weitere Position der Interpretationen: Wenn Sokrates ironisch spreche, sei dies in einer Hinsicht wahr, in einer anderen Hinsicht falsch. Die oberflächliche Falschheit weise und deute auf eine Wahrheit hin, die auf einer anderen, eher höheren Bedeutungsebene zu suchen sei (Radke, 2006). Vlastos (1991, S. 31) wählt dafür den Begriff der *komplexen Ironie.*

**Humor.** Als Gesprächsintervention wird Humor der Position des *Gegners* zugeordnet, eines freundlich-zugewandten Gegners, wenn es gelingt, bezüglich einer Aussage eine mit Schmunzeln eigenartige, doch hilfreiche Perspektive einzunehmen. Dieser Kontext von Lächeln und Lachen zielt auf Veränderung ab, lässt aus Verstricktsein und Betroffenheit Abstand und Übersicht entstehen und damit Raum für neue Sichtweisen.

Das Wirken von *Ironie* und *Humor* lässt sich als fließender Übergang verbildlichen.

Ironie Humor

> »Me-Ti sagte: Es gibt Leute, die über ernste Dinge nicht lachen können. Das darf man ihnen nicht verübeln, aber man braucht sich auch nicht verbieten lassen, über ernste Dinge zu lachen. Man kann über ernste Dinge heiter und ernst sprechen, über heitere Dinge heiter und ernst.«
> *B. Brecht, 1968, S. 15*

## 2.2 Die Haltung des Verkäufers

Wenn die Therapeutin im Gespräch wichtiges, hilfreiches Wissen einbringen und vermitteln möchte – z. B. theoretische Erklärungen oder wissenschaftliche Erkenntnisse zum gerade bearbeiteten Thema –, dann nimmt sie die Haltung des *Verkäufers* ein. Der Verkäufer, dem es um Aufrichtigkeit geht und der an einer nachhaltigen Kundenbindung interessiert ist, berät seine Kundin, versucht ihr nichts »anzudrehen«. Andererseits möchte er sie von einem ansprechenden Produkt überzeugen. Er holt die Kundin mit seiner Argumentation an ihrem mentalen Standort ab und versucht, sein »Produkt« anzubringen, »rüberzubringen«, sodass die Kundin es annimmt, ihm »abkauft«. Ein Verkäufer reagiert auf eine Frage oder Nachfrage in Bezug auf etwas; und er versucht – auch von sich aus, in Eigeninitiative – bestimmte »Produkte« darzustellen und anzupreisen, besonders solche, die jeweils passen und hilfreich sein könnten.

Mit dieser Haltung, mit dieser Vorgehensweise will die Therapeutin Informationen einbringen, will beeinflussen. Sie möchte etwas an die Klientin herantragen, etwas »vor sie tragen«. Diese *Vorträge* (vgl. Walen et al., 1982) werden von der Therapeutin bewusst und gewollt eingesetzt.

Sokratische Gespräche bestehen nicht nur darin, Fragen zu stellen, auch wenn diesen ein hohes evokatives Potenzial zugeschrieben wird. So ist Sokrates keineswegs der nur Fragende. Nachhaltig bringt er eigene Überzeugungen ein und versucht, seinen Gesprächsteilnehmer für diese zu gewinnen. Eine für die Therapeutin wichtige Anregung besteht in der Einbringung des *imaginären Dritten*. Hier argumentiert sie nicht als sie selbst, sondern gibt die Meinung einer anderen Person wieder.

Ein Beispiel aus Platons »Gorgias« (492c–e): Hier wird die Frage nach dem rechten Leben behandelt. Der Gesprächspartner behauptet, dieses bestünde in Wohlleben, Zügellosigkeit und Freiheit, wenn sie festen Rückhalt hätten; das seien Tugend und Glückseligkeit. Sokrates steigt nicht in die Befragung und Prüfung ein, sondern hält (s)eine Meinung dagegen. »Indes ist das Leben auch, wie du es haben willst, misslich. Denn es sollte mich nicht wundern, wenn Euripides recht hat, wenn er sagt: ›Wer weiß, ob nicht das Leben nur ein Sterben ist, das Sterben aber Leben?‹« Er kommentiert diese Haltung, räumt gleichzeitig ein, dass das allerdings ziemlich sonderbar klinge, doch es veranschauliche die Ansicht, »zu der ich dich, wenn es möglich wäre, überzutreten überreden wollte …«.

## 2.3 Die Haltung der ebenbürtigen Partner

*Das Ganze kann mehr, weniger oder etwas anderes sein als (nur) die Summe seiner Teile.*

In dieser Haltung begegnen sich Therapeutin und Klientin als *ebenbürtige Partner* in einer Atmosphäre respektvoll-lebendigem Zusammenseins. Der Begriff »equalized« in der diesem Konzept zugrunde liegenden Veröffentlichung (Lotz, 1995, S. 175) kann auch mit gleichgewichtig oder gleichwichtig wiedergegeben werden. Gelebt und ausgedrückt wird die »Begegnung auf Augenhöhe«. In dieser Gesprächsgemeinschaft fühlt keiner sich über- oder unterlegen. Die Partner sind sich ihrer Unterschiede gewahr, anerkennen und respektieren diese. Beide wollen gemeinsam etwas erschaffen, etwas Gemeinsames erschaffen. Sie sind offen und bereit für konstruktive Ergebnisse. Die betonte »Gleich«-Stellung haben sie entweder ausdrücklich verabredet oder sie verhalten sich zumindest in der entsprechenden Weise. Sie erschaffen gemeinsam etwas, worüber und worin sie kommunizieren: »ein immaterielles, aber kommunikativ reales Feld gegenseitiger Beeinflussung und Inspirierung« (Scholz, 2001, S. 82). Die Atmosphäre ist vergleichbar der in der Einleitung beschriebenen *Synergistischen Gesprächsführung.*

**Beziehungsebene.** Der Beziehungsebene zwischen Therapeutin und Klientin wird maßgeblicher Einfluss bezüglich des Erfolgs zugeschrieben (z. B. Boeger, 2013; Cohen, 1984). Im therapeutischen wie beratenden Kontext sind wir oft an ein hierarchisches Modell gewöhnt und agieren im Rahmen der entsprechenden Erwartungen. Eine explizit als verändernd und heilend verstandene Beziehung kann sich durch »die Einebnung der Hierarchie« (Hayes et al., 2014, S. 181) zwischen Therapeutin und Klientin auszeichnen. Diese horizontale Sichtweise wird in der Berg-Metapher lebendig (s. AB 5 »Die Berg-Metapher«).

Zum Verständnis der Wirkweise der *ebenbürtigen Partner* ist es hilfreich, den Kernsatz der *Gestalttheorie* zu kennen: *Das Ganze ist etwas anderes als die Summe seiner Teile.* »Es kommen nicht nur zu den – unveränderten – Teilen Gestaltqualitäten hinzu, sondern alles, was zu einem Teil eines Ganzen wird, nimmt selbst neue Eigenschaften an« (Metzger 1975, S. 6). Oder in einer Formulierung, die bereits auf Aristoteles zurückgeht: »Das, was aus Bestandteilen so zusammengesetzt ist, dass es ein einheitliches Ganzes bildet, nicht nach Art eines Haufens, sondern wie eine Silbe, das ist offenbar mehr als bloß die Summe seiner Bestandteile. Eine Silbe ist nicht die Summe ihrer Laute; *ba* ist nicht dasselbe wie *b* plus *a*, [...] Die Silbe ist also etwas für sich; sie ist nicht bloß ihre Laute, [...] sondern noch etwas Weiteres« (Aristoteles, *Metaphysik,* S. 129).

## 2.4 Die Haltung des Prüfers

Die Klientin wird gesehen als Produzentin und Lieferantin von Gedanken- und Handlungsprodukten. In deren Auftrag tritt die Therapeutin auf als neutrale und engagierte Prüferin. Sie soll helfen, fehlerhafte Produkte und Prozesse zu finden und zu markieren. Damit ent- und besteht die Hoffnung, diese Gedanken und Handlungen reparieren oder neu konstruieren zu können.

Die beiden Hauptfragerichtungen zielen auf die Stimmigkeit der Aussagen ab (Kriterium 1) und auf deren Nutzen (Kriterium 2):

(1) Stimmt die Aussage so, ist sie realistisch?
(2) Hilft diese Aussage Ihnen, so zu leben, wie Sie leben möchten?

Der Prüfer entscheidet diese Fragen nicht, er beantwortet sie nicht; er ist weder Schiedsrichter noch Richter. Er stellt die Fragen, denkt bei der Beantwortung logisch mit, arbeitet der Klientin zu, führt diese zu ihren Antworten auf die entsprechenden Fragen, zu einem Urteil, das dann wiederum geprüft werden kann.

Die prüfenden Gespräche, die Sokrates führt, drehen sich letztendlich um die Wahrheit, dienen der Wahrheitsfrage und der Wahrheitsfindung. Und immer wieder stellt er auch die Frage nach dem Nutzen. So diskutiert er (S) mit seinem Gesprächspartner (G) über die Heilkunst. Nachdem die Richtigkeit einer Argumentation – Kriterium (1) – festgestellt wurde, fragt er nach dem Nutzen – Kriterium (2).

> S: Hat sich nicht ihre Richtigkeit herausgestellt?
> G: Wohl.
> S: Gut. Wenn demnach das wahr ist – worin besteht dann der große Nutzen …?
> *Platon, Gorgias, 479e–480a*

Auch beim nächsten Beispiel kommt Sokrates auf die Nützlichkeit zu sprechen.

> S: Ist das Geheiltwerden angenehm und haben die Patienten Freude daran?
> G: Ich denke nicht.
> S: Aber es ist nützlich. Nicht wahr?
> *Platon, Gorgias, 478b–c*

## 2.5 Die Haltung des Ressourcenaufdeckers

Im Rahmen dieser Haltung begegnet die Therapeutin der Klientin als Entdeckerin und Aufdeckerin von Ressourcen, die jene noch unwissentlich in sich trägt. Wie eine Hebamme leitet sie durch helfende Fragen die Geburt ein, bringt somit neue Erkenntnisse, Ideen und Fertigkeiten zum Vorschein. Sie hilft beim Auffinden bisher unerkannter Potenziale und Fähigkeiten und dabei, diese in ihrer ganzen Bandbreite auszuschöpfen. Sokrates selbst benennt dieses Vorgehen als Hebammenkunst, als Maieutik (oder Mäeutik). Spricht man von »der« Sokratischen Gesprächsführung, so wird hierunter fast immer und ausschließlich die Maieutik verstanden.

Um diesen Stil einzubringen, ist es besonders wichtig, sich deutlich zu machen, dass sich die Umsetzung vorrangig in der entsprechenden Haltung ausdrückt und erst sekundär in bestimmten Techniken. Die Therapeutin schlüpft in die Rolle einer Hebamme: Sie hilft beim Gebären. Wie das »Kind«, das »Produkt« nachher aussieht, kann sie noch nicht wissen. Ihre Aufgabe besteht darin, die vorhandenen Möglichkeiten und Potenziale zu wecken und auszuschöpfen. Dabei geht es der Therapeutin nicht um Wissensvermittlung, sondern um Wissensschöpfung. Das Verborgene, noch nicht bewusst Einsetzbare, wird ans Licht gebracht. Die Therapeutin führt die Aktion, sie unterstützt, hilft, tröstet, ermutigt, ermahnt, wartet, und zwar so, dass der Prozess Erfolg bringend ablaufen kann.

Beim *geleiteten Entdecken* – so wird das Vorgehen in der Maieutik oft benannt – geht es jedoch nicht nur um das Schöpfen, das bloße Gebären von Erkenntnissen; es geht vielmehr darum, in Richtung eines Zieles, einer Werteorientierung, einer Verbesserung der Lebensführung neue Potenziale und latente Ressourcen zum Vorschein zu bringen bzw. lebendig werden zu lassen. Nach der hier im Buch vertretenen Auffassung ist die Therapeutin nicht – wie sich Sokrates ja sieht (s. u.) – die verwerfende oder zustimmende Beurteilerin, durchaus aber diejenige, die dem Gebären in Absprache mit der Klientin eine Richtung gibt.

In Platons Dialog »Theaitetos« erklärt Sokrates seine Hebammenkunst. »Das Größte an dieser Kunst ist, dass wir dadurch imstande sind zu prüfen, ob ein Mensch ein geistiges Trugbild, also eine Falschheit zu gebären im Begriff ist, oder etwas Echtes und Fruchtbares« (150c; vom Autor moderner und verständlicher ausgedrückt).

Betrachten wir noch einmal genauer, wie er seine Geburtshilfe versteht: Man solle sich ihm anvertrauen. »Was ich dich frage, das beeifere dich so gut du nur kannst zu beantworten. Und wenn ich bei der Untersuchung etwas, was du sagst, für nichts Echtes befunden habe, es also verwerfe, so erzürne dich darüber nicht«. Schon viele seien gegen ihn aufgebracht gewesen, dass sie ihn »ordentlich hätten beißen mögen«. Mehrmals betont Sokrates, dass er das Verwerfen aus »Wohlmeinen«, nicht aus »Übelwollen« tue. Es sei ihm nur »eben keineswegs verstattet, Falsches gelten zu lassen und Wahres zu unterschlagen« (151c–d; vom Autor moderner und verständlicher ausgedrückt).

## 2.6 Flexible Anwendungen

Die Therapeutin kann während des Diskutierens bzw. Disputierens zwischen den einzunehmenden Haltungen in flexibler Weise wechseln, diese auch als Mischung einnehmen. Die Pfeile auf der folgenden Abbildung veranschaulichen diese Möglichkeiten.

**Abbildung 2.1** Die fünf Grundhaltungen der Sokratischen Gesprächsführung

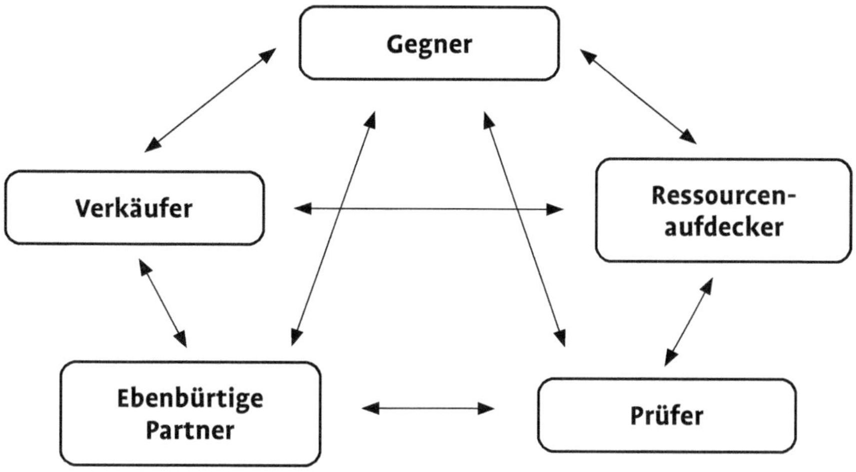


Diese fünf Interventionen können durch verschiedene *Kompetenzen* betont, spezifiziert und angereichert werden. Die Therapeutin entscheidet von Situation zu Situation, von Moment zu Moment, Aspekt zu Aspekt, mit welcher Technik sie das Gespräch führen möchte. Mit jeder neuen Frage, mit jeder Reaktion der Klientin kann sie den Dialogstil wechseln.

Es lässt sich auch die Meinung vertreten, dass der Sokratische Dialog hauptsächlich im sog. geleiteten Entdecken zum Ausdruck kommt, was als Hebammen-Technik – hier als *Ressourcenaufdeckung* – bekannt ist. Möchte die Therapeutin dieser Auffassung nachgehen, so kann sie den Ressourcenaufdecker als grundlegende Haltung annehmen (s. Abb. 2.2). Auf dieser generellen Perspektive aufbauend, lassen sich die vier anderen Stile – Prüfer, Verkäufer, Ebenbürtiger Partner und Gegner – einzeln wie miteinander vermischt hinzunehmen.

**Abbildung 2.2** Ressourcenaufdecker als grundlegende Haltung

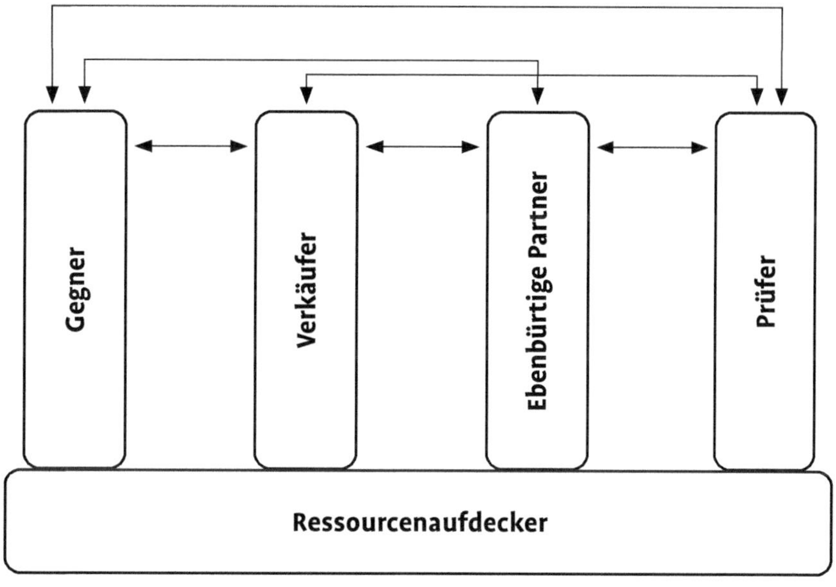

## 2.7 Arbeitsmaterial

**AB 1 Grundhaltungen der Sokratischen Gesprächsführung: Gegner**
Auf diesem Arbeitsblatt findet die Therapeutin konkrete Anleitungen zum Einbringen und Ausdrücken von Ironie. Diese »spitzen« Interventionen zielen letztendlich darauf ab, neue Perspektiven gegenüber eingefahrenen, destruktiven Denkoperationen zu entwickeln.

**AB 2 Provokation**
Um eine therapeutische Provokation zu glätten, kann die Therapeutin – möglichst nach (!) ihrer Intervention – ihr Vorgehen in den Sokratischen Kontext stellen. Durch Vorlegen des Arbeitsblatts wird die Absicht verdeutlicht, bei der Patientin eine Reaktion hervorrufen zu wollen, sie durch ironisch-humorvolle Bemerkungen »aus der Reserve« zu locken. Somit stehen als »angreifend« empfundene Äußerungen deutlich im Dienste des Erkenntnisgewinns.

**AB 3 Grundhaltungen der Sokratischen Gesprächsführung: Verkäufer**
Der Therapeutin werden konkrete Vorgehensweisen zum Arbeiten mit dieser Haltung vorgestellt. Ziel ist es, neue und für die Klientin hilfreiche Impulse verständlich und motivierend einzubringen.

**AB 4 Grundhaltungen der Sokratischen Gesprächsführung: Ebenbürtige Partner**
Dieses Arbeitsblatt charakterisiert noch einmal die entsprechende Begegnungsweise von Therapeutin und Klientin und gibt Anregungen, wie dieser Stil lebendig aufrechterhalten werden kann.

**AB 5 Die Berg-Metapher**
Die Therapeutin findet hier eine konkrete Formulierung zur Erklärung der Haltung *Ebenbürtige Partner*. In der Metapher wird diese sog. *horizontale Beziehung* der Klientin metaphorisch nähergebracht.

**AB 6 Grundhaltungen der Sokratischen Gesprächsführung: Prüfer**
Die Vorgehensweise des neutral-engagierten Prüfens wird beschrieben. Aussagen, Meinungen, gedankliche Interpretationen und Bewertungen der Patientin werden untersucht im Hinblick auf Stimmigkeit und Konstruktivität.

**AB 7 Grundhaltungen der Sokratischen Gesprächsführung: Ressourcenaufdecker**
Die in der Literatur als *Hebammentechnik* bekannte Vorgehensweise wird dargestellt. Ziel ist das geleitete Entdecken: Durch Fragen, Weiterfragen und Zusammenfassen wird die Patientin angeleitet, selbst zu Erkenntnissen zu kommen, diese – mit Unterstützung – aus sich heraus zu schöpfen. Dabei kann die Kombination mit anderen Grundhaltungen förderlich sein.

**INFO 1 Ressourcenaufdeckung in Aktion**
Die Patientin wird informiert über Absicht und Vorgehen der Hebammentechnik. Dazu bekommt sie einen kurzen Hinweis zur Entstehung bei Sokrates, um dann zur Anwendung an sich selbst übergeleitet zu werden. Ausdrücklich wird auf mögliche Spannungen im Gespräch hingewiesen, die als solche wahrgenommen, akzeptiert und konstruktiv weitergeführt werden können.

**Beschreibung der Haltung.** Als Therapeutin nehmen Sie die Position einer Gegnerin ein. Sie möchten die Klientin in Bezug auf bestimmte Aussagen verunsichern. Diese Stilvariante erstreckt sich von spitzer Ironie bis liebevoll-warmherzigem Humor.

**Ziel der Haltung.** Es ist das Ziel, einen konstruktiven Betrachtungsabstand zum bisherigen Verstricktsein mit bestimmten Auffassungen herzustellen.

**Beispiel**

**Aussage der Patientin**

U-Bahnen sind unzuverlässig. Immer, wenn ich mal mit der U-Bahn fahren möchte, fällt sie aus, kommt nicht, hat eine satte Verspätung oder irgendein Betriebsschaden liegt vor.

**Mögliche Antworten der Therapeutin**

- Gut, dass Sie das so genau wissen, dann brauchen Sie es ja auch gar nicht mehr zu versuchen und können so Zeit und Nerven sparen.
- Wieso unzuverlässig? Sie haben doch gerade gesagt, dass die U-Bahnen höchst verlässlich ausfallen?
- Deswegen heißen sie ja U-Bahnen: U für unzumutbar.
- Das kann so eindeutig und klar nur einer beurteilen, der so wenig fährt wie Sie.
- Dafür, dass Sie kaum fahren, sind Sie ja eine richtige U-Bahn-Expertin.
- Hoffen wir mal, dass in Bezug auf Ihre Beurteilung kein Betriebsschaden vorliegt.

Beim Wettkampfsport ist es angesagt, sich beim fairen Kämpfen achtend zueinander zu verhalten. So kann auch die Ironie eine Strategie des Kampfes gegen Meinungen sein, nicht gegen die Person. Die ironisch-humorvolle Intervention legt den Finger auf potenzielle Schwachstellen; sie löst, so könnte man es benennen, einen Wohlfühlschmerz aus. Und letztlich dient sie der Heilung.

Ironische, provozierende, sogar leicht lächerlich machende Interventionen können atmosphärisch – durch Körpersprache (Mimik, Gestik) und Tonfall – eingebracht werden in wohlwollendem Akzeptieren und Mut machendem Suchen nach Erkenntnissen und Lösungen. Zum Ausdruck kommt eine nicht-abwertende Ironie, eine freundliche, teamverbunden hinschauende. Therapeutin und Klientin können zusammen lächeln bzw. lachen über die Sache, das Thema, den Scherz, die Sprache. Beide lächeln über eine Aussage (der Klientin), nicht über die Klientin selbst. Diese wird anerkennend hochgehalten. Es gibt Klientinnen, die genau diese Art der Intervention schätzen, weil sie ihnen etwas besonders deutlich macht. Oftmals verhindert es die übertriebene Vorsicht der Therapeutin, die sich nicht traut, solche Interventionen bei der einen oder anderen Klientin anzuwenden.

**Mögliche Varianten des »Gegners«**

Üben Sie folgende Varianten des *Gegners*:

(1) Ironie – kreativ: unerwartet, u. a. auch angreifend
(2) Ironie – angreifend, dreist, »auf die Schippe nehmend«
(3) Ironie – Bestätigung mit Steigerungstendenz bis hin zur Übersteigerung
(4) Ironie – aufgreifende Antworten
(5) Ironie – unerwartete bis letztlich unlogische Antworten

**(1) Ironie – kreativ: unerwartet, u. a. auch angreifend**

Finden Sie Antwortmöglichkeiten für die unter **K** aufgestellte Behauptung. Stellen Sie sich dabei möglichst keine Ihrer bekannten Klientinnen vor. Befürchten Sie keine dreisten Antworten. Diese Aufgabe soll zunächst einmal die kreative Ironie und Bissigkeit fördern – als Potenzial! Wann und wie Sie solche Antworten und Interventionen tatsächlich einsetzen, ist im Einzelfall und entsprechenden Kontext zu entscheiden. Noch einmal: Haben Sie keine »Papier-Angst«, was Ironie betrifft!

**K**: *Er ist als Vorgesetzter völlig ungeeignet.*

(1) Wieso, ich denke, er macht richtig Unruhe im Team?
(2) Sie meinen, er brüllt zu leise?
(3) Sie meinen das aufgrund Ihrer völlig subjektiven Maßstäbe!
(4) Sie scheinen ja so ein richtiger Vorgesetzten-Experte zu sein.

(5) ..............................................................................................

(6) ..............................................................................................

(7) ..............................................................................................

(8) ..............................................................................................

(9) ..............................................................................................

**(2) Ironie – angreifend, dreist, »auf die Schippe nehmend«**

Ergänzen Sie auf den folgenden Schreiblinien Antwortmöglichkeiten, wie in den Beispielen davor dargelegt: von deutlich ironischen »Anraunzern« bis zum nur stichelnden Seitenhieb. Auch hier gilt wieder: Werden Sie kreativ ohne jede höflich-freundliche Sympathie- oder Empathie-Bremse! Die Übung soll lediglich als Denkgymnastik wirken, um für eine wichtige Vorgehensweise mehr Möglichkeiten zur Verfügung zu haben.

K: Er ist als Vorgesetzter völlig ungeeignet.
T: Sagt wer?
K: Wie, sagt wer?
T: Mir geht es um die Frage: Wer sagt, er ist als Vorgesetzter völlig ungeeignet?
K: Na ich!

(1) Amen.
(2) Ach so, dann muss es ja stimmen!
(3) Aber – Irren ist menschlich.
(4) Aber – Irren ist männlich (bzw. weiblich, je nachdem, ob es sich um einen Gesprächspartner oder eine Gesprächspartnerin handelt).
(5) Es lebe die Selbstzufriedenheit.
(6) Ach so, ich dachte, das hätte jemand gesagt, dem man eine objektive Einschätzung zutrauen kann!
(7) Vielleicht hat er ja auch nur die falschen Mitarbeiter und Mitarbeiterinnen.
(8) Ob er auch das gleiche über Sie als Mitarbeiter/in sagt!?
(9) Und was spricht wohl dafür, Ihnen zu glauben?
(10) Wenn es um eine Geldwette ginge, könnten Sie wahrscheinlich genauso gut das Gegenteil beweisen!

(11) ........................................

(12) ........................................

(13) ........................................

(14) ........................................

(15) ........................................

(16) ........................................

(17) ........................................

(18) ........................................

**(3) Ironie – Bestätigung mit Steigerungstendenz bis hin zur Übersteigerung**
Greifen Sie die Aussage auf.

**K:** *Ich werde mich blamieren.*
(1) Ja, in der Tat, das müssen Sie selbst tun: »mich blamieren«. Selbst ist der Mann (ist die Frau)!
(2) Aber garantiert. Mit echter Vertrauensgarantie.
(3) Futur I, mit emotionaler Umsetzungsgarantie bereits im Präsens.
(4) Tolle Strategie: Entweder Sie blamieren sich nicht, was ja erfreulich wäre. Oder Sie blamieren sich, was Sie ja vorher schon gewusst (!) haben; Sie behalten also recht. In beiden Fällen geht das für Sie gut aus. Schlau!!
(5) Oh ja, bestimmt. Nicht auszudenken! Furchtbar! Katastrophe! Lebenslanges Trauma!
(6) Vorausgesetzt, es interessiert sich überhaupt irgendjemand für Sie!
(7) Zwar keine unabhängige, aber doch sehr ernstzunehmende Meinung.
(8) Okay, da kennen wir doch zumindest schon mal eine wichtige Meinung.

(9) ..............................................................................................................

(10) ..............................................................................................................

(11) ..............................................................................................................

(12) ..............................................................................................................

**(4) Ironie – aufgreifende Antworten**

Schauen Sie sich die Aussagen genau an. Erkennen Sie, welche Möglichkeiten in ihnen stecken, welche Potenziale sich schon durch die Aussage anbieten? Diese zu finden und zu erfinden, ist eine besonders kreativ-intelligente Art des Humors bzw. der Ironie. Versuchen Sie bei den folgenden Aufgaben vor allem aufgreifende, weiterführende Antworten zu geben, nicht in erster Linie konträre. Noch einmal: Greifen Sie das Potenzial der Aussage auf.

**K:** *Ich bin sehr beliebt.*

(1) Ja, und wenn Sie Freunde hätten, könnten die das vielleicht sogar bestätigen.
(2) Bei Ihren Eltern hoffentlich.
(3) Oder meinten Sie beleibt?

(4) ..............................................................................................................

(5) ..............................................................................................................

(6) ..............................................................................................................

**K:** *Keiner kann mir die Stange halten.*

(1) Klar, weil Ihre Stange nicht hält.
(2) Weil Sie auch dafür sorgen, dass keiner drankommt.
(3) Weil Ihre Stange eher einem Strohhalm gleicht.

(4) ..............................................................................................................

(5) ..............................................................................................................

**K:** *Ich halte nichts aus!*

(1) Na immerhin halten Sie Ihre Frau (Ihren Mann, Ihren Nachbarn, Ihre Therapeutin, Ihren Hausarzt) aus.
(2) Ich halte nichts aus, bin eine arme Maus. Ich bin so schwach, ach, ach, ach, krach.

(3) ..............................................................................................................

(4) ..............................................................................................................

 

**K**: *Bei mir geht's drunter und drüber.*
(1) Damit haben Sie schon mal die Wahl zwischen zwei Richtungen.

(2) ..........................................................................................................................

**K**: *Ich bin ein typischer Schwarzseher.*
(1) Auch Schwarzseher haben Farbfernseher.

(2) ..........................................................................................................................

**(5) Ironie – unerwartete bis letztlich unlogische Antworten**
Gehen Sie in ein unerwartetes Gegenteil, in einen unerwarteten, (fast) unlogischen Kommentar.

**K**: *Das Essen bei uns in der Kantine ist nicht zu genießen.*
(1) Und wahrscheinlich sind die Portionen auch viel zu klein.

(2) ..........................................................................................................................

**K**: *Ich hatte während des gesamten Urlaubs ganz starke Schmerzen.*
(1) Und außerdem ging er wahrscheinlich viel zu schnell vorbei.

(2) ..........................................................................................................................

**K**: *Mein Mann hat Sie mir als Therapeutin empfohlen.*
(1) Dann wollen wir im Rahmen Ihrer Probleme nur gut über ihn reden.

(2) ..........................................................................................................................

**K**: *Meine Eltern sind so ordentlich. Alles hat seinen Platz, seine Regel.*
(1) Aber wahrscheinlich haben Sie trotzdem versäumt, Sie zu fragen, ob Sie bei ihnen auf die Welt kommen wollen.

(2) ..........................................................................................................................

**K**: *Mein Freund sagt, ich solle das Leben als eine große Party betrachten.*
(1) … zu der Sie immer noch vergebens Ihr Einladungsschreiben suchen.

(2) ..........................................................................................................................

**K**: *Ich rege mich viel zu viel über meine Nachbarn auf, auch über Kleinigkeiten. Als hätte ich nichts Besseres zu tun!*

(1) Nun ja, Katzen haben auch ihren Kratzbaum, wenn kein richtiger Baum in der Nähe ist.
(2) Es gibt nicht wenige Menschen, die kauen Kaugummi, wenn sie nichts Richtiges zum Essen haben.

(3) ..........

(4) ..........

**K**: *Die Klausur habe ich bestimmt total vermasselt.*

(1) Wahrscheinlich so wie die anderen auch nicht.
(2) Zumindest bei den Voraussagen, wie Sie bei Klausuren abschneiden, würden Sie voll durchfallen.
(3) Und jetzt sagen Sie nur, dass Sie das auch noch unglücklich macht!

(4) ..........

(5) ..........

(6) ..........

**K**: *Sagen Sie nur, ich hätte das schaffen können!*

**T**: *Ich hätte das schaffen können. Ich hätte das schaffen können. Ich hätte das schaffen können.*

**K**: *Wieso haben Sie das jetzt gesagt?*

**T**: ..........

Manche Äußerungen Ihrer Therapeutin können provozierend auf Sie wirken. Entsprechende Interventionen sind in der Regel beabsichtigt. Das lateinische Wort *provocare* bedeutet: *hervorrufen, herausrufen, anregen, herausfordern*. In dieser Weise versucht Ihre Therapeutin, Sie dazu anzuregen bzw. Sie herauszufordern, Ihre bisherige Position zu überdenken und diese aus einer anderen Perspektive zu sehen.

Lassen Sie sich also auch auf diese Form des Meinungs-Prüfens ein, auf eine humorvolle, vielleicht ironisch-provokante. Stellen Sie sich dieser Perspektive – neugierig und mit Freude.

Lesen Sie den folgenden Text laut, Wort für Wort. Größer gedruckte und fett gedruckte Wörter lesen Sie bitte deutlich lauter und mit mehr Nachdruck.

Ironie Ironie **Ironie**

**Humor Humor** Humor

sollen

**»provozieren«,**

d.h., neue Perspektiven

**»hervorrufen«.**

**Beschreibung der Haltung.** In dieser Haltung versuchen Sie als Therapeutin, Anregungen, Erkenntnisse und neue Sichtweisen einzubringen.

**Ziel der Haltung.** Wichtig ist hier, dass es gelingt, diese Anregungen zu »verkaufen«, d. h. so zu gestalten, dass die Informationen rüberkommen, dass die Klientin sich abgeholt fühlt und das »Produkt« gern übernimmt, es sozusagen »kauft«.

**Beispiel**

**Aussage der Klientin**

U-Bahnen sind unzuverlässig. Immer, wenn ich mal mit der U-Bahn fahren möchte, fällt sie aus, kommt nicht, hat eine satte Verspätung oder irgendein Betriebsschaden liegt vor.

**Mögliche Antwort(en) der Therapeutin**

- Das mag für Sie so aussehen, doch ich glaube, die Schlussfolgerung ist zu emotional. Ich möchte Folgendes zu bedenken geben:
  Erstens müssten wir einmal prüfen, ob es bisher wirklich *immer* war. Wir Menschen neigen zum Verallgemeinern. »Nie«, »immer« – das hören wir oft, achten Sie einmal darauf. »Immer kommst du zu spät!« »Auf dich habe ich mich noch nie verlassen können!« So sprechen wir, fast hätte ich gesagt, »immer«.
  Zweitens entnehme ich Ihren Worten, dass Sie relativ selten mit der U-Bahn fahren. Und da kann es halt passieren, dass Sie bei Ihren wenigen Malen genau solche Momente getroffen haben, an denen die besagten Störungen aufgetreten sind.
  Möglicherweise, wahrscheinlich sogar, würde dieser Effekt nicht mehr auftreten, wenn Sie öfters und regelmäßig die U-Bahn nähmen.

**Beispiel-Dialoge**
**Dialog 1**

K: Ich muss mich mehr bewegen, und ich schaffe das nicht.
T: Sagen Sie das noch einmal mit folgender Veränderung: Ich muss mich mehr bewegen und ich habe das bisher nicht geschafft.
K: Ich muss mich mehr bewegen und ich habe das bisher nicht geschafft.
T: Prima. Noch einmal. Jetzt bitte: Ich muss mich mehr bewegen und ich habe das bisher nicht geschafft, zumindest bis heute.
K: Ich muss mich mehr bewegen und ich habe das bisher nicht geschafft, zumindest bis heute.
T: Und jetzt: Es ist für meine Gesundheit sehr wichtig, mich mehr zu bewegen, und ich habe das bisher nicht geschafft, zumindest bis heute.
K: Es ist für meine Gesundheit sehr wichtig, mich mehr zu bewegen, und ich habe das bisher nicht geschafft, zumindest bis heute.
T: Prima, prima. Eine letzte Veränderung: Es ist für mich sehr wichtig, mich mehr zu bewegen. Und das fällt mir anscheinend nicht leicht. Ich will es umsetzen. Bitte geben Sie mir dazu gute Tipps. … Hm, das ist etwas lang … Also: Es ist für mich sehr wichtig, mich mehr zu bewegen. *[Deutet mit der Hand an, das zu wiederholen.]*

 

K: Es ist für mich sehr wichtig, mich mehr zu bewegen.
T: Und das fällt mir anscheinend nicht leicht.
K: Und das fällt mir anscheinend nicht leicht.
T: Ich will es umsetzen. Bitte geben Sie mir dazu gute Tipps.
K: Ich will es umsetzen. Bitte geben Sie mir dazu gute Tipps.
T: Passen diese Veränderungen so für Sie? Können Sie das für sich so übernehmen?

**Dialog 2**

K: Ich habe ein großes Problem, über das ich heute gern reden würde.
T: Ja, sehr gern. Ich bin gespannt, ob Sie eines »haben« oder sich eines »machen«. Doch: Erzählen Sie bitte.
K: … Ich bin ja sportlich sehr aktiv, gehe ins Karate, ich tanze und bin im Turnverein. Und in den letzten beiden Wochen musste ich überall etwas vormachen.
T: Vormachen …
K: Ja, im Turnverein am Reck vorturnen, beim Karate einen Drehkick demonstrieren und im Tanzen vor der Gruppe mit meiner Partnerin einen ganzen Cha-Cha-Cha tanzen.
T: Sagten Sie »vorturnen« und »demonstrieren«?
K: Ja, furchtbar!
T: Um das richtig zu verstehen: Sie sollten das alles zeigen, weil Sie es gut machen?
K: Ja, schon. Nur … ich bin dann so aufgeregt, mir wird dann schwindlig … ich habe dann wahnsinnig Schiss! Am liebsten würde ich da gar nicht mehr hingehen.
T: Nun kann man sagen: »Sie brauchen doch keine Angst zu haben.« Vielleicht gibt es sogar Menschen, die mit Ihnen auf diese sorgenvoll aufmunternde Weise sprechen.
K: Gibt es. Echt hilfreich! *[verdreht die Augen]*
T: Ja, das hilft so richtig – gar nicht. Oft kommt man sich auch noch missverstanden vor. Meine These, die ich gleich erläutern werde, heißt: Natürlich müssen Sie Angst haben bzw. »Schiss«, wie Sie sagen. Ich verbessere mich: Logischerweise (!), konsequenterweise (!) müssen Sie Schiss haben!
K: Wie … Das verstehe ich jetzt nicht.
T: Man darf auch nicht bei der Angst ansetzen im Sinne von »brauchst keine Angst haben«. Ihre Angst ist ein Produkt Ihres Denkens. So wie Sie denken, über diese Situationen, so zeigt sich als Resultat Ihr Gefühl. Wir müssen also mit der Untersuchung der Denkprozesse beginnen.

Zum Einnehmen und Anwenden der entsprechenden Haltung ist es wichtig, dass Sie diese so annehmen können. Ihre Aufgabe als *Verkäufer* ist es, Informationen einzubringen, Sichtweisen und Erkenntnisse, die der Klientin beim Lösen ihres Problems helfen. Können Sie die Bezeichnung *Verkäufer* für sich so übernehmen?

☐ ja ☐ nein

Wenn nein, suchen Sie bitte eine andere Benennung für diesen Stil: *Ihre* Benennung. Welche haben Sie gefunden?

..........................................................................................................

**Tipp**

Das Einbringen von Informationen soll es für die Klientin nicht leichter machen, obwohl auch dagegen nicht unbedingt etwas einzuwenden ist. Solche Informationen sollen ihr helfen voranzukommen, ihren Fokus zu erweitern bzw. zu konzentrieren; das neue Wissen soll sie bereichern. Wichtig ist, genau die Sprache und Ausdrucksweise zu finden, die die Klientin versteht. Lassen Sie sich wichtige, von Ihnen eingebrachte Informationen in deren eigenen Sprache wiedergeben. Lassen Sie sich nicht täuschen dadurch, dass Ihre Klientin bei Ihren Erklärungen häufig nickt. Das Nicken kann viel bedeuten: »Ja, ich habe das verstanden. Ja, ich weiß jetzt, in diesem Moment, was Sie meinen. Ja, ich kann Ihnen folgen. Ja, schön, dass Sie sich bemühen.« Es drückt nicht mit Sicherheit aus, dass Ihre Klientin nach der Erklärung in der Lage ist, die Zusammenhänge wiederzugeben. Wenn sie das Gesagte wiedergibt, wiederholt: »Helfen« Sie ihr nicht voreilig, seien Sie nicht zu »hilfsbereit«. Lassen Sie sie durch ihre eigenen Worte feststellen, ob sie es wirklich verstanden hat.

Achten Sie bei der Anwendung des Sokratischen Dialoges während zehn Therapiesitzungen darauf, ob Sie Erklärungen und Meinungen, Informationen und Belehrungen einbringen, ob Sie also als *Verkäufer* agieren. Halten Sie weiterhin fest, ob Sie Ihre Erklärungen von der Klientin in ihren eigenen Worten wiedergeben lassen.

Ja: ✓ Nein: –

| Chiffre des Kl. | | | | | | | | | | |
|---|---|---|---|---|---|---|---|---|---|---|
| Ich war als *Verkäufer* tätig. | | | | | | | | | | |
| Ich habe meine Erklärungen von der Klientin wiedergeben lassen. | | | | | | | | | | |

 

## Grundhaltungen der Sokratischen Gesprächsführung: Ebenbürtige Partner



**Beschreibung der Haltung.** Als Therapeutin bauen Sie zu Ihrer Klientin eine Beziehung »auf Augenhöhe« auf, da Sie eine solche als wichtigen Arbeitsfaktor erachten.

**Ziel der Haltung.** Gemeinsam mit Ihrer Klientin streben Sie für die ausgewählten Probleme Lösungen an – beide von Ihnen jeweils mit eigener Kenntnis und eigenen Möglichkeiten.

**Beispiel**

**Aussage der Klientin**

U-Bahnen sind unzuverlässig. Immer wenn ich mal mit der U-Bahn fahren möchte, fällt sie aus, kommt nicht, hat eine satte Verspätung oder irgendein Betriebsschaden liegt vor.

**Mögliche Antworten der Therapeutin**

- Ja, ich glaube, ich weiß, was Sie meinen. Mir fällt dazu zweierlei ein:
  Erstens könnte es sein, auch wenn es so im Gehirn gespeichert scheint, dass nicht immer etwas passiert, wenn Sie U-Bahn fahren wollen. Und zweitens müssen wir uns fragen, ob wir aus diesen doch relativ wenigen Erfahrungen auf die Gesamtheit der U-Bahnen, zumindest in dieser Stadt, schließen dürfen – auch wenn das, ich nenne es mal »emotional«, nahe liegt. Was meinen Sie zu den beiden Aspekten?
  Und: Vielleicht stimmt Ihre Beobachtung sogar genauso. Davon unabhängig frage ich mich bzw. frage ich Sie, ob Ihre emotionale Reaktion für Sie befriedigend ist, ob und inwieweit Sie sich damit wohl fühlen. So, das war jetzt ziemlich viel dazu. Was meinen Sie?

Schrauben Sie Ihre Kompetenz als Therapeutin nicht herunter, keine Gleichmacherei: »Wir sind alle (nur) Menschen und haben eigentlich alle die gleichen Probleme.« Behalten Sie *Ihre* Kompetenz als Psychologie-Expertin und formulieren Sie eine klare zweite Experten-Kompetenz: die Klientinnen-Kompetenz, die darin besteht, am meisten über das eigene Leben zu wissen, zu (er)fühlen und damit vertraut zu sein. Diese beiden Kompetenzen gehen in den Dialog ein, bedingen und beeinflussen sich wechselseitig. Es entsteht ein besonderes, einmaliges Feld, eine besondere Atmosphäre, genährt und geprägt von Akzeptanz und Empathie. Dieses Gleichgewicht hat eine definierte Asymmetrie: Der Fokus liegt auf den Themen und der Entwicklung der Klientin. So wie die Klientin mit ihren Lebensinformationen in den Vordergrund rückt, so rücken die entsprechenden Informationen über die Therapeutin in den Hintergrund.

**Begrüßungsritual**

Je nach Phase und Thematik der Gespräche kann die Begegnung als *ebenbürtige Partner* verschieden aussehen und sich entsprechend unterschiedlich anfühlen. Es kann daher ausgesprochen hilfreich sein, sich dieser Haltung immer wieder gewahr zu werden. Erwähnen und erklären Sie Ihrer Klientin diese Idee und formulieren Sie eine entsprechende Vorgehensweise.

»Wenn man im Leben etwas umsetzen will, genügt es meistens nicht, sich das nur vorzunehmen. Wir müssen uns immer wieder dazu motivieren und vor allen Dingen – daran erinnern (!). Oft vergessen wir unsere Vorhaben schlichtweg. Meinen Sie, um uns beide an die Chancen und auch an die Verpflichtungen dieses besonderen Gesprächsbundes zu erinnern – den wir *Ebenbürtige Partner* nennen können – wäre ein kurzes, bewusstes Begrüßungsritual am Anfang eines jeden Treffens hilfreich? Wenn ja, wie könnte das aussehen?«

Welche »Rituale« könnten Sie vorschlagen, falls von Ihrer Klientin dazu keine Idee kommt?

(1) ..................................................

..................................................

..................................................

(2) ..................................................

..................................................

..................................................

(3) ..................................................

..................................................

..................................................

(4) ..................................................

..................................................

..................................................

**Tipp**

Zur Verbildlichung der Haltung können Sie die Berg-Metapher einbringen.

 

Erklären Sie Ihrer Klientin die Perspektive und Arbeitsweise der *ebenbürtigen Partner*.

»Meine Aufgabe besteht darin – nein, das ist eigentlich nicht richtig gesagt … Ich möchte das persönlich ausdrücken: Ich sehe meine Aufgabe darin, unsere Gespräche zu führen und eine angenehme sowie produktiv-kreative Atmosphäre zu erschaffen und zu gestalten. Außerdem werde ich immer wieder Erkenntnisse und Erläuterungen aus der Psychologie einbringen. Dennoch: Ich als Ihre Therapeutin stehe nicht als Erleuchtete oder Quasi-Erleuchtete auf der Spitze Ihres Lebensbergs. Es ist nicht so, dass ich bereits alle Lebensthemen vorbildhaft gelöst hätte und Sie nun erkenntniserfahren und weise überall hinführen könnte. Nein. Und doch bin ich überzeugt, Ihnen hilfreich sein zu können.

Lassen Sie mich diese Sichtweise mit einer kleinen Geschichte, mit einer Metapher deutlich machen.«

**Berg-Metapher**

Jeder hat seinen eigenen Berg zu besteigen, und jeder ist lebenslang auf dem Weg. Ich hoffe – und gehe davon aus –, dass ich mehr Wissen und größere Erfahrung beim Bergsteigen habe als Sie. Der entscheidende Vorteil unserer Zusammenarbeit ist jedoch, dass ich von meinem Berg auf Ihren Berg schaue und dass ich aus dieser Perspektive Vorgänge erkennen kann, die Sie von Ihrem eigenen Standort aus schwerlich sehen. Ich habe so eher einen Überblick, ob Sie sich in gewünschter Weise insgesamt bergauf bewegen, auf gleicher Höhe bleiben, langsam talabwärts wandern oder immer weiter auf einem sich wiederholenden Rundweg nur scheinbar »voran« bewegen. Wie es sich hingegen auf Ihrem Berg anfühlt, was dort im Einzelnen passiert, was bereits alles geschehen ist, bevor ich von meinem Berg zu Ihnen hinüberschauen konnte, das wiederum wissen Sie am besten. Also: Legen wir unsere Möglichkeiten und Potenziale zusammen.

**Beschreibung der Haltung.** Als Therapeutin übernehmen Sie die Aufgabe der engagiert-neutralen Prüferin. Untersucht werden ausgewählte Gedanken, d. h. Meinungen und Glaubenssätze Ihrer Klientin.

**Ziel der Haltung.** Sie leiten das Gespräch, um dysfunktionale Gedankenmuster aufzustöbern und zu verändern. Ihre Aufgabe besteht nicht darin, die Ergebnisse zu formulieren und zu bewerten; vielmehr führen Sie Ihre Klientin dahin, dies selbst vornehmen zu können. Die beiden Hauptfragerichtungen, die Sie einbringen, lauten:
(1) Stimmt der ausgewählte Gedanke so, ist er realistisch?
(2) Hilft dieser Gedanke der Klientin, so zu leben, wie sie leben möchte?

**Beispiel**

**Aussage der Klientin**

U-Bahnen sind unzuverlässig. Immer wenn ich mal mit der U-Bahn fahren möchte, fällt sie aus, kommt nicht, hat eine satte Verspätung oder irgendein Betriebsschaden liegt vor.

**Mögliche Antworten der Therapeutin**

- Sie geben ein Urteil ab: »… sind unzuverlässig« und belegen das mit Ihrer Erfahrung. Meinen Sie, dass Ihre Erfahrung ausreicht, um ein solch allgemeines Urteil fällen zu können? Meinen Sie, dass, wenn Sie »mal« mit der U-Bahn fahren und diese ausfällt usw., Sie auf die Gesamtheit der U-Bahnen schließen können? Des Weiteren: Hilft Ihnen Ihre Meinung, vielleicht kann ich sagen, Ihre Haltung, sich so zu verhalten, sich so zu fühlen, wie Sie möchten?
- Diese Aussagen können wir uns nun einzeln anschauen.
- Darf ich nachfragen: So, wie Sie es ausdrücken, ist bisher jedes Mal (!), wenn Sie U-Bahn gefahren sind oder dies wollten, etwas von dem eingetreten, was Sie geschildert haben – fiel aus, kam nicht, satte Verspätung, irgendein Betriebsschaden. Also immer. Stimmt das tatsächlich?
- Hilft Ihnen Ihr Urteil: »U-Bahnen sind unzuverlässig«, das zu tun und umzusetzen, was für Sie diesbezüglich in Ihrem Leben erstrebenswert ist? Anders gefragt: Wobei nutzt Ihnen diese Einstellung, wobei hindert sie Sie?

Der Prüfer fungiert als Helfer. Er prüft, ob ausgewählte Sichtweisen stimmig und hilfreich sind. Lohnt es, bestimmte Gedanken bzw. Anschauungen zu behalten, zu bewahren? Sind sie es wert, in die eigenen Gedankennetze und Netzwerke aufgenommen zu werden? Helfen sie als Wahrnehmungs- und Beurteilungsraster, helfen sie, bestimmte Weichenstellungen für die wichtigen Lebenswege vorzunehmen? Oder sollten gewisse Gedankenmuster vielleicht »ausgemistet« werden? Gibt es Anschauungen, die früher einmal hilfreich waren, vielleicht in bestimmten Situationen »gepasst« haben, die jetzt aber »gären«, zu »faulen beginnen« und »Staub oder Schimmel ansetzen«?

- »Eigentlich geht es darum, festzustellen, auf was Sie sich in Ihrem Leben verlassen können. Welche Sichtweisen, welche Beurteilungen sind eine Stütze, eine Hilfe für Sie?
- Auf welche ›Wegkarte‹, im Sinne von ›Straßenkarte‹ Ihrer Gedanken und Beurteilungen können Sie sich verlassen?
- Welche Gedanken- und Beurteilungswegkarte bringt Sie am besten dorthin, wo Sie hinwollen?«

Die beiden konkreten Hauptfragen des *Prüfers* lauten:

(1) Ist Ihre Meinung, Ihre Aussage so, wie Sie sie formuliert haben, angemessen und realistisch?

(2) Hilft Ihnen Ihre Aussage, Ihre Meinung, eigene Wertvorstellungen umzusetzen bzw. eigenen Zielen näherzukommen?

Die Haltung des Prüfers lässt sich mit anderen Grundhaltungen der Sokratischen Gesprächsführung verbinden. Als Beispiele finden Sie hier eine Verbindung mit dem *Gegner* (Beispiel 1) und eine mit dem *Verkäufer* (Beispiel 2).

**Beispiel 1**

K: Ich kann, wenn mich jemand etwas ganz direkt fragt und dabei auch noch ansieht, einfach nicht »Nein« sagen.

T: Was können Sie nicht?

K: »Nein« sagen.

T: Sorry, welches Wort können Sie nicht sagen?

K: »Nein!«

T: »Nein?«

K: Ja, »nein«! – Drücke ich mich so unklar aus?!

T: Nein. Ich meine: Ja. Immerhin viermal gesagt.

K: Was …?

T: »Nein«.

**Beispiel 2**

K: Ich kann, wenn mich jemand etwas ganz direkt fragt und dabei auch noch ansieht, einfach nicht »Nein« sagen.

T: Was können Sie nicht?

K: »Nein« sagen.

T: Ob das wirklich so stimmt? Denn schauen Sie: Ich habe Sie eben ganz direkt gefragt und Sie auch angesehen – Sie konnten »Nein« sagen. Ich bin mir sicher, dass ich weiß, wie Sie es meinen. Und ich möchte Ihnen ganz klar sagen, dass Sie sich mit Ihrem allgemein verneinenden Satz selbst ein Bein stellen. Sie erwähnen nicht den Kontext, also den Zusammenhang, in dem Sie meinen, das nicht zu können. Wahrscheinlich ließe sich das auch gar nicht so leicht und vor allem präzise sagen. Stattdessen machen Sie eine Art Rundumschlag und sagen ganz pauschal: »Ich kann, wenn mich jemand etwas ganz direkt fragt und dabei auch noch ansieht, einfach nicht ›Nein‹ sagen.« Also, ich glaube, das ist zu sehr verallgemeinert. Außerdem kann die Aussage höchst selbstschädigend wirken. Oder?

Nehmen Sie die Aussage der Klientin von Beispiel 1 und 2 und führen Sie diese weiter in der Haltung des Prüfers. Überlegen Sie vier erste Interventionen bzw. vier Antworten zu dem Gesagten.

*Ich kann, wenn mich jemand etwas ganz direkt fragt und dabei auch noch ansieht, einfach nicht »Nein« sagen.*

(1) ........................................................................................................................

........................................................................................................................

(2) ........................................................................................................................

........................................................................................................................

(3) ........................................................................................................................

........................................................................................................................

(4) ........................................................................................................................

........................................................................................................................

 

**Beschreibung der Haltung.** Als Therapeutin begegnen Sie Ihrer Klientin in der Haltung einer Hebamme. Sie helfen ihr beim »Gebären« von Geistesprodukten.

**Ziel der Haltung.** Durch Fragen, Zusammenfassen und Weiterfragen leiten Sie Ihre Klientin beim Entdecken und Entwickeln eigener Erkennens- und Wissenspotenziale, bei der Wissensschöpfung und damit beim Aufdecken persönlicher Ressourcen.

**Beispiel**

**Aussage der Klientin**

U-Bahnen sind unzuverlässig. Immer wenn ich mal mit der U-Bahn fahren möchte, fällt sie aus, kommt nicht, hat eine satte Verspätung oder irgendein Betriebsschaden liegt vor.

**Mögliche Antworten der Therapeutin**

- Sie benennen für mich drei, ich wähle einmal das Wort »Bausteine«, in Ihrer Aussage:
  - Sie wollen ab und zu »mal« mit der U-Bahn fahren.
  - Dann, sagen Sie, liegt immer etwas vor im Sinne von »fällt aus«, »kommt nicht«, »hat satte Verspätung« oder »irgendein Betriebsschaden liegt vor«.
  - Sie schließen daraus, dass U-Bahnen – eine Verallgemeinerung – »unzuverlässig« sind.
  Ich möchte mit dieser letzten Schlussfolgerung anfangen: U-Bahnen sind unzuverlässig. Würden Sie noch einmal entwickeln, wie Sie zu dieser Aussage kommen? Bitte denken Sie laut, damit ich am Prozess teilhaben kann.
- Könnte man Ihre Einstellung zur U-Bahn auch aus einer anderen Perspektive sehen und beurteilen? Und wenn ja, aus welcher bzw. aus welchen?

**Kombinationen**
Die Haltung des Ressourcenaufdeckers lässt sich mit den anderen Grundhaltungen der Sokratischen Gesprächsführung verbinden. Das kann sich entweder oszillierend ausdrücken – durch häufiges Hin- und Herswitchen zwischen den Haltungen – oder dadurch, dass die Haltungen *Gegner*, *Verkäufer*, *Partner*, *Prüfer* stets unterlegt, eingebettet sind in die Ausrichtung des gebärend geleitenden Entdeckens. Im Gespräch würde sich das auch etwa durch den Tonfall und die Körpersprache zeigen.

**Beispiele**

**K**: *Ich komme bei Frauen nicht an.*

- **Hebamme mit Prüfer:** Sie sagen: »Ich komme bei Frauen nicht an.« Haben Sie dazu bestimmte Erlebnisse im Kopf? Bitte denken Sie laut, damit ich daran teilhaben kann.
- **Prüfer:** Okay, schauen wir uns Ihren Gedanken an: »Ich komme bei Frauen nicht an.« Auf welchen konkreten Fakten beruht diese Einschätzung? Können Sie entsprechende Erfahrungen wirklich auf »die« Frauen, also auf alle Frauen übertragen?
- **Hebamme mit Ironie:** Das klingt ja, wie könnte man sagen, nach einem richtigen Frauenkenner! (leicht schmunzelnd). Oder? Sprechen Sie ganz offen.
- **Ironie***:* (scheinbar ernsthaft, überheblich) Oha, hier spricht der Frauenkenner. Ja, er kennt die Frauen wirklich – doch kommt leider, leider bei keiner an. Wo's drauf ankommt, kommt er nicht an.
- **Humor***:* Nun ja, (freundlich) Frauen sind halt keine weiblichen Männer.
- **Hebamme mit Verkäufer***:* Jetzt sagen Sie das sehr allgemein, wenn Sie von »Frauen« sprechen. Oder? Meinen Sie, dass Sie sich aus irgendwelchen Gründen genau an die Frauen wenden, bei denen Sie in der Tat eher wenig Chancen haben? Das könnte ein interessanter Aspekt sein. Was denken Sie?
- **Verkäufer***:* Also erstens müssten Sie Ihre Aussage sachlich ausdrücken. Im Sinne von: Bei den Frauen, denen ich bisher begegnet bin – vielleicht richtiger noch – bei den Frauen, bei denen ich bisher ankommen wollte, bin ich, so wie ich es einschätze, nicht in gewünschter Weise angekommen. Merken Sie, diese Aussage ist schon komplexer, um nicht zu sagen: komplizierter. Und zweitens wäre es interessant zu erkunden, ob Sie Ihre Wirkung gerade bei solchen Frauen erzielen wollen, bei denen Sie in der Tat wenig Chancen haben. Das wäre so etwas wie eine sich selbst erfüllende Prophezeiung; doch soweit möchte ich zunächst nicht gehen.

In der Literatur über den psychotherapeutischen (!) Sokratischen Dialog wird im Allgemeinen die entscheidende Beurteilung über Echtes und Falsches durch den Gesprächsleiter nicht der Hebammen-Technik zugeordnet. Im Tools-Buch öffnet sich für uns eine klar benennbare und kreative Alternative: Wir schließen im Rahmen des Hebammen-Vorgehens die Beurteilung und Entscheidung von Seiten der Therapeutin aus. Jedoch kann durch Kombination, Beifügung oder Weiterführung mit den anderen *Haltungen* ein Gespräch zu jedem Moment in dieser Weise ergänzt werden.

**Beispiel**

Machen Sie sich wirklich deutlich, dass es auch bei der Maieutik nicht nur um das Ergebnis geht, sondern auch darum, wie Ihre Klientin diesen Prozess erlebt. Bei möglichen »Geburtsschmerzen« sollte das Ganze so in Erinnerung bleiben, dass – wenn nicht gerade »Lust« – doch Interesse an und Freude auf mehr, auf weitere Geburten bleibt.

 

**Eigene Überprüfung der Erkenntnisse**

Angelehnt an den Beruf seiner Mutter nennt Sokrates seinen Gesprächsstil *Hebammenkunst*. Wie heißt, nach dem altgriechischen Wort benannt, das Fach- bzw. Fremdwort dafür? (Es gibt zwei ähnliche Ausdrücke, der eine davon ist stärker eingedeutscht.)

..........................................................................................................

Wie wird das auf Fragen beruhende Vorgehen im Rahmen der Hebammentechnik oftmals benannt?

..........................................................................................................

Einige entscheidende Aspekte für Ihr erfolgreiches Einbringen und Umsetzen der Vorgehensweise als Therapeutin:

a) Meinen Sie, dass man als Therapeutin Geduld für dieses Vorgehen braucht?
☐ ja ☐ nein

b) Wenn ja, meinen Sie, dass Sie diese Geduld aufbringen?
☐ ja ☐ nein

c) Bei ja: Was hilft Ihnen, diese Geduld zu haben?

..........................................................................................................

..........................................................................................................

d) Bei nein: Was fehlt Ihnen für die Geduld, was brauchen/benötigen Sie?

..........................................................................................................

..........................................................................................................

e) Stehen Ihnen für diese Haltung, für die erfolgreiche Anwendung des Ressourcenaufdeckers bestimmte eigene Denkmuster im Wege?
☐ ja ☐ nein

f) Wenn ja, wie würden Sie diese beschreiben?

..........................................................................................................

..........................................................................................................

..........................................................................................................

..........................................................................................................

..........................................................................................................

## INFO 1 Ressourcenaufdeckung in Aktion

Worum geht es, wenn wir innerhalb des Sokratischen Dialoges von der *Hebammentechnik*, der *Maieutik*, sprechen? Sokrates bezieht sich auf seine Eltern. Seine Mutter wirkte als Hebamme, sein Vater als Steinmetz. Beide übten damit eine erschaffende, entdeckende Tätigkeit aus.

So soll die Hebammenkunst in übertragener Weise beim mentalen Gebären helfen, beim Hervorbringen von eigenen Gedanken und Vorstellungen. Diese werden »herausgefragt«. Damit kann der Umgang mit Ihren Problemen leichter und erfolgreicher werden, vielleicht lassen sich diese sogar lösen. Und Sie werden besser in der Lage sein, Ihr Leben so zu führen, wie es Ihren Vorstellungen entspricht. Die Hebamme ist in ihrer Arbeit zugewandt, empathisch, bemüht, liebevoll, mitunter streng und bestimmend in der Aktion. Sie hilft, das noch Verborgene ans Licht zu bringen. Sie führt die Aktion, sie unterstützt, hilft, tröstet, ermutigt, ermahnt und wartet, und zwar genau so, dass der Prozess erfolgreich ablaufen kann.

Durch Fragen und darauf Antworten werden Ihre Gedanken »geordnet«, gesichtet und für die anstehenden Aufgaben vorbereitet und strukturiert.

**Wichtig**

Ihre Therapeutin, Ihr Therapeut übernimmt die Rolle der »Hebamme«. Lassen Sie sich helfen, lassen Sie sich führen beim Gebären Ihrer Geistesprodukte. Freuen Sie sich auf das, was ans Licht kommt. Seien Sie bereit dazu. Lassen Sie es zu. Betrachten Sie es gemeinsam.

Bewahren und pflegen Sie dann diese Geistesprodukte oder verändern Sie sie so, dass Ihr Gedankennetzwerk mehr und mehr zu dem wird, wie Sie es sich vorstellen, wie es Ihnen hilft, Ihre gewünschten Lebensvorstellungen umzusetzen.

**Tipp**

Sollte Ihre Diskussion, Ihre Disputation, Ihr Schöpfungsgespräch durch Fragen und Weiterfragen sich in eine etwas unangenehme, »bohrende« Atmosphäre einnebeln, wird Ihre Therapeutin oder Ihr Therapeut so etwas sagen wie: »Ah, ich glaube, jetzt leiden Sie gerade unter Geburtswehen.« Das möge Ihnen den hoffnungsfrohen Schöpfungsprozess und den wertvollen Sinn dieser »Fragerei«, dieses »Frage-Eis« wieder ins Bewusstsein rücken.

# 3 Den disputativen Dialog vorbereiten

## 3.1 Einführung

Die Arbeitsmaterialien dieses Kapitels dienen zur Vorbereitung des disputativen Dialogs, des prüfenden Gesprächs über ausgewählte Ansichten und Beurteilungen. Um die zentrale Bedeutung von Gedanken für die eigene Befindlichkeit und das eigene Verhalten zu verdeutlichen, wird die Klientin in ein Erklärungs- bzw. Störungsmodell des kognitiv-emotional-behavioralen Funktionskreises eingeführt. Zugleich wird damit erkennbar, welche Möglichkeiten zur Veränderung sich daraus ergeben. Um die disputative Phase überhaupt erfolgreich durchlaufen zu können, werden zunächst Voraussetzungen und Kontraindikationen aufgezeigt.

## 3.2 Arbeitsmaterial

**AB 8 Voraussetzungen für die Anwendung des Sokratischen Dialogs**
Auf diesem Arbeitsblatt werden die Voraussetzungen zur Anwendung des Sokratischen Dialoges dargestellt sowie Kontraindikationen und Einschränkungen benannt. (Verarbeitete Quellen: Margraf & Schneider 2018; Lauth & Mackowiak, 2019; Stavemann, 2014)

**AB 9 Situationsanalyse**
Hier wird eine für das Gespräch vorbereitende *Situationsanalyse* der Klientin erstellt. Diese Analyse hilft ihr, Bewusstsein und Erkenntnis darüber zu erlangen, welche Aspekte und Bereiche in eine erlebte Situation einfließen.

**AB 10 Meine Denk- und Gedankenwelt**
Wenn die Therapeutin plant, mit ihrer Klientin den Sokratischen Dialog anzuwenden oder in der aktuellen Sitzung bereits mit dieser Technik begonnen hat, dann kann sie ihr zur Vorbereitung dieses Arbeitsblatt mitgeben. Es schließt mit drei Fragen und der Ankündigung, dass die Therapeutin bei der nächsten Zusammenkunft diese Fragen mit ihrer Klientin durchsprechen wird.

**AB 11 Den Sokratischen Dialog ankündigen**
Die Gesprächsatmosphäre, das Erzeugen einer wohlwollenden Stimmung, ist maßgeblich für den Ablauf eines erfolgreichen Gesprächs. Das Arbeitsblatt zeigt ein Beispiel, wie die Therapeutin eine Atmosphäre der Aufgeschlossenheit und der akzeptierenden Bereitschaft zur Erforschung des Denkens aufbauen kann.

**AB 12 ABC-Schema**
Die Patientin wird in das *ABC-Schema* von Albert Ellis eingeführt (Ellis, 1962; Lotz, 2003, 2020a, 2020b). Dieses hilft zu verstehen, weshalb man die eigenen Gedanken anschauen, prüfen und ggf. verändern sollte. Dabei geht es um Gedanken, die in einer Situation auftauchen, mit der man unzufrieden ist – unzufrieden mit den eigenen Gefühlen, den ausgeführten Handlungen oder den begleitenden Vorstellungen. Das ABC-Schema kann außerdem helfen, einen Gesprächseinstieg zu finden: durch Bestimmung des *A*, des *aktivierenden Ereignisses*. Die beschriebenen Konsequenzen tragen bei Ellis den Buchstaben *C* für *consequences*. Diese Schreibweise wird auch hier benutzt – schon allein wegen der eingängigen Buchstabenfolge des Alphabets. Das ABC-Vorgehen stellt ein Störungsmodell dar. Die Vermittlung eines solchen wird unter den Voraussetzungen zur Anwendung des Sokratischen Dialogs aufgeführt (s. AB 8 »Voraussetzungen für die Anwendung des Sokratischen Dialogs«).

Die Voraussetzungen für die Anwendung des Sokratischen Dialogs sind vergleichbar mit denen für jede Art von Psychotherapie, insbesondere aller Varianten der Kognitiven Verhaltenstherapie: Als Grundvoraussetzung gilt das Verstehen der eigenen Erkrankung bzw. der in die Beratung eingebrachten Situation, um – zunächst mit der Hilfe der Therapeutin – selbstverantwortlich damit umgehen zu können und eine erfolgversprechende Veränderung bzw. Bewältigung einzuleiten. Hierzu gehört die Fähigkeit, eigenes Denken, Fühlen und Handeln zu reflektieren.

**Wichtig**

Verständnis und Möglichkeiten zur Veränderung benötigen eine für die jeweilige Klientin begreifbare Vorstellung eines »Störungsmodells«, hier konkreter des kognitiven Modells der Emotionsentstehung und -veränderung. Diese Kenntnisse sind für die Hilfe zur Selbsthilfe bzw. zur Psychoedukation unumgänglich.

Neben diesen vermittelbaren und zu vermittelnden Fähig- und Fertigkeiten gilt es weitere Prämissen zu befolgen, die sich teilweise mit dem bisher Genannten überschneiden.

**Problembewusstsein**

Die Klientin soll in der Lage sein, ihren eigenen Einfluss auf Befindlichkeit und Symptomatik zu erkennen. Anfänglich – oder zumindest nach wiederholten Durchgängen – sollte sie in der Lage sein, das Vorgehen der Therapeutin nachzuvollziehen. Wer glaubt, dass nur andere Menschen, die Umwelt oder das Schicksal für die eigenen Probleme verantwortlich seien, dem wird eine Beratung, eine Psychotherapie oder ein Coaching kaum bis gar nicht helfen. Die Hoffnung bestünde dann einzig darin, die äußeren Verursacher verändern zu können bzw. zu hoffen und zu warten, dass eben diese sich ändern. Zwar kann man so die eigene Verantwortlichkeit wegschieben, macht sich aber, was das eigene Wohlbefinden angeht, komplett von diesen abhängig.

**Reflexionsfähigkeit**

Die Klientin soll über die Fähigkeit verfügen, eigenes Denken wahrzunehmen, darüber zu sprechen, dieses zu reflektieren und zu prüfen. Sie soll also – anders ausgedrückt – zumindest auf einfacher Abstraktionsebene ihre eigenen Bewertungs- und Verhaltensmuster beobachten und reflektieren und diese mithilfe der Therapeutin auf Realitätsbezug sowie Ziel- und Werte-Orientierung untersuchen können.

**Veränderungsmotivation**

Die Klientin kommt bereits mit der Motivation (oder entwickelt diese zumindest zeitnah), ihren Umgang mit für sie schwierigen Situationen zu ändern, ihre Verarbeitungsmechanismen umzugestalten. Sie zeigt sich bereit, Zeit und Energie dafür aufzuwenden.

 

**Zielausrichtung**
Ziele sind wichtig, um der Arbeit mit der Klientin eine Richtung, einen Auftrag, einen Sinn zu geben. Sind noch keine relativ klaren Zielvorstellungen vorhanden, kann als Einstieg die Verneinung bzw. die Abkehr vom Bisherigen, Nichterwünschten als erster Schritt fungieren. Es ist jedoch wichtig, möglichst bald jene Richtung zu finden und zu formulieren, in die die Veränderung erfolgen soll. Hierzu werden ggf. eine Lebenszielanalyse oder eine Beschreibung der Werteorientierungen vorgenommen.

**Kontraindikation.** Wenn die Klientin nicht oder nur unzureichend zu einer solchen Selbstreflexion und Motivation fähig ist, ist die Anwendung des Sokratischen Dialogs nicht indiziert. Beispiele dafür sind

- akute, schwere Depressionen,
- psychotische Episoden,
- hirnorganische Erkrankungen wie Demenz oder
- deutliche intellektuelle Minderbegabung.

Zu Zeiten von Panik, heftigen Ängsten und starken Sorgen ist diese Technik ebenfalls nicht sinnvoll bzw. wirkt nur stark eingeschränkt. Starke Sorgen und Ängste führen sehr oft zu einem »Tunnelblick«. Sind mögliche Handlungs- und Denkalternativen mit einem subjektiv empfundenen Risiko verbunden, besteht die starke Tendenz, bisherige Bewältigungsversuche – auch wenn sie nicht erfolgreich waren und sind – zu verteidigen bzw. aufrechtzuerhalten. Hier gilt es zunächst einmal, eine Bereitschaft, »ein offenes Ohr« für diese Art von Intervention zu ermöglichen. Die größte Chance könnte für die Therapeutin in der sanften Anwendung und Umsetzung einer freundlichen, verständnisvollen und zurückhaltenden *Verkäufer*-Haltung bestehen.

**Eigene Überprüfung der Erkenntnisse**
Die Beantwortung der folgenden Fragen möge Ihnen noch einmal Klarheit über die Anwendungsvoraussetzungen des Sokratischen Dialogs verschaffen.

Worüber sollte die Klientin eine verständliche Vorstellung haben?

..........

..........

..........

Was versteht man unter Problembewusstsein?

..........

..........

..........

Was versteht man unter Reflexionsfähigkeit?

..............................................................................................................................

..............................................................................................................................

..............................................................................................................................

Was versteht man unter Veränderungsmotivation?

..............................................................................................................................

..............................................................................................................................

..............................................................................................................................

Was versteht man unter Zielausrichtung?

..............................................................................................................................

..............................................................................................................................

..............................................................................................................................

Wann muss von einer Anwendung des Sokratischen Dialogs abgesehen werden, wann ist er geradezu kontraindiziert?

..............................................................................................................................

..............................................................................................................................

..............................................................................................................................

Was ist bei der Anwendung in Zeiten starker Sorgen und Ängste zu beachten?

..............................................................................................................................

..............................................................................................................................

..............................................................................................................................

 

Wenn Sie sich eine problematische Situation ausgesucht haben, die Sie mit Ihrer Therapeutin besprechen möchten, so ist es wichtig, sich zu verdeutlichen, dass jede Situation von vielen Aspekten und Einflussgrößen hervorgerufen bzw. bestimmt wird, die sich selbst wiederum in vielfältiger Weise wechselseitig beeinflussen können. Und doch – oder gerade deshalb – ist es wichtig, viele dieser Aspekte zu erfassen.

Die folgenden Bereiche könnten in Ihrer ausgewählten Situation von Bedeutung sein:

- Gedanken
- Erinnerungen
- Gefühle
- Mutmaßungen
- Handlungsimpulse
- Körperempfindungen
- Wunschvorstellungen
- Zukunftsvorhersagen
- Interpretationen
- Erwartungen
- Ängste
- Hoffnungen
- Bewertungen
- Normen
- Erlebnisse aus der Vergangenheit
- …

Einiges davon vollzieht sich in der Bewusstheit, wirkt sozusagen im Vordergrund. Vieles wirkt dagegen im Hintergrund. Dieses Hintergründige ist und bleibt teilweise unbewusst. Und doch gibt es Bereiche, die sich durch Nachfragen und Hineinspüren erkunden lassen. Das ist hier und jetzt Ihre Aufgabe.

Schauen Sie sich dafür die Sätze auf der folgenden Seite an. Hier finden Sie ein Beispiel, wie man eine *Situationsanalyse* ausfüllen kann: Im Oval ist die Situation, d. h. das Problem, eingetragen. Rundherum findet sich all das, was dem/der Betreffenden dazu ein- und auffällt.

Sie sagt sowieso »nein«.

Ich zeige, dass ich was von ihr will

Ich fange an mit: »Darf ich dich etwas fragen?«

Ich denke oft an sie.

Sie könnte »nein« sagen …

Ich lasse mich hypnotisieren.

Wenn sie ablehnt, werde ich mich blöd fühlen – immer wenn ich sie sehe!

»Was ist dir lieber: dass ich dich zum Kaffee einlade oder dass du mich zum Kaffee einlädst?«

Du liebe Zeit, was kann denn schon passieren?!

Ich habe letztes Jahr schon einmal einen Korb von einer Kommilitonin bekommen.

Es könnte aussehen, als würde ich ihr nachlaufen.

Sie gefällt mir.

Eigentlich kann gar nichts passieren.

Sie sieht einfach klasse aus.

Ich bin nicht mehr souverän.

Ich traue mich nicht, meine Kommilitonin zu fragen, ob wir zusammen einen Kaffee trinken gehen.

Ich habe Angst.

Mist, Mist, Mist!!

Ich müsste lustig sein. »Wollen wir einen Kaffee zusammen trinken, also ich meine, jeder einen?«

»Papa, ist Mama deine Traumfrau?« – »Nein, aber die andere habe ich mich, als ich jung war, nicht getraut anzusprechen.«

Sie sagt: »Endlich fragst du mich!

»Wollen wir einen Kaffee zusammen trinken oder einen Tee, oder spazieren gehen oder alles, oder am liebsten nichts? Oder in 10 Jahren vielleicht?«

Wenn sie nicht will, dann weiß ich wenigstens, dass sie nicht will.

Ich werde mir auf YouTube ein paar Ideen holen.

Ich trau mich nicht, ich trau mich nicht, ich trau mich nicht.

Ich zeige, dass ich was von ihr will.

Vor was genau habe ich eigentlich wirklich Angst?

»Sag mal, wenn ich dich zum Essen einladen würde, würdest du ja sagen?«

»Wärest du enttäuscht, wenn ich dich bis Semesterende nicht zum Kaffee eingeladen hätte?«

Ich glaube, ich habe einfach einen totalen Minderwertigkeitskomplex.

Besser einen Korb bekommen als einen Maulkorb tragen! Starker Spruch von mir … ist mir gerade eingefallen. Tja, Leiden macht kreativ.

Auf dieser Seite kann das Thema einer ausgewählten Situation stehen, etwas, womit Sie ein Problem haben bzw. ein Problem für sich sehen. Was könnte in diesem Raum stehen? Die Antwort heißt schlicht und einfach: »Alles.« Schreiben Sie Ihr Problem in das Oval. Alles, was dazu gehört und was Ihnen dazu einfällt, notieren Sie drumherum.

Ihre Therapeutin bzw. Ihr Therapeut möchte Sie dazu anregen und anleiten, Ihre Gedankenwelt zu erkunden. Das Ziel ist es, sich selbst besser kennenzulernen und die nicht unmittelbar offenliegenden Gedanken und Gedankenwelten zu erschließen. Auf diese Weise können Sie herausbekommen, durch was Sie sich selbst beeinflussen, und schließlich, wenn Sie das wollen, diese Beeinflussungen in von Ihnen ausgewählten Richtungen zu verändern.

Lassen Sie sich also fragen. Lassen Sie nachfragen. Und lassen Sie ein prüfendes, in diesem Sinne auch zweifelndes Erkunden zu.

- Sind Sie bereit dazu?
- Sind Sinn und Zweck Ihnen deutlich?
- Werden Sie Freude daran finden können?

Bevor Sie auf diese Fragen antworten, lesen Sie bitte in Ruhe die beiden Beispiele eines Therapiegesprächs.

**Beispiel 1: Angst vor dem Fliegen**

K: Ich habe Angst vorm Fliegen.
T: Haben Sie wirklich Angst vorm »Fliegen«?
K: Ja!
T: Vorm Fliegen … Fliegen … Fliegen …
K: Naja, nicht vorm Fliegen, sondern vor dem Abstürzen.
T: Sie haben Angst, dass Sie beim Fliegen abstürzen könnten.
K: Exakt.
T: Kann das passieren?
K: Leider ja – wie man immer wieder den Nachrichten entnehmen kann. Auch wenn, ich weiß, ich weiß, bei den vielen Flügen, die täglich weltweitweit stattfinden, das Risiko sehr gering ist. Doch es kann vorkommen.
T: Auch wenn die Wahrscheinlichkeit äußerst gering ist: Sie haben Angst vorm Abstürzen, was beim Fliegen passieren kann.
K: Genauso ist es.
T: Noch einmal. Sie sagten vor einigen Augenblicken: Ich habe Angst vorm Fliegen. Sie sagen jetzt: *Auch wenn die Wahrscheinlichkeit äußerst gering ist: Ich habe Angst vor dem Abstürzen, was beim Fliegen passieren kann.* Eine andere, eine neue Aussage. Wie ist diese durch Nachfragen entstandene andere Aussage für Sie? Hat sich unsere kleine Diskussion bereits gelohnt?
K: Also … ich will jetzt mal nicht übertreiben, aber irgendwie bin ich schon berührt … Ich habe mir die ganze Zeit etwas völlig Falsches eingeredet … Ich finde Fliegen sogar extrem klasse, ja Fliegen! Nur weil ein klitzekleines Risiko damit verbunden ist, vermiese ich mir diesen Spaß! … Ja. … Was mich möglicherweise sogar am Leben halten kann – rein rechnerisch. … Und auch gerade nicht!
T: Wie meinen Sie das?
K: Naja, wenn ich mich entschließe, mit meiner Familie – mit meiner Frau und den zwei Kindern – nach Süditalien mit dem Auto zu fahren wegen meiner Flugangst, hm, bzw. wegen meiner Absturzangst, dann vergrößere ich ja eigentlich das Risiko.
T: Wieso?
K: Weil Autofahren in Bezug auf tödliches Verunglücken viel riskanter ist. Und doch ist es halt ein anderes Gefühl.

T: Wie kommt das?
K: Weil … wir auf dem Boden bleiben. Das ist unser biologisches Urvertrauen.
T: Spannender Ausdruck in diesem Zusammenhang. Jetzt brauche ich vielleicht Ihre Hilfe beim Zusammenfassen: *Auch wenn die Wahrscheinlichkeit äußerst gering ist: Ich habe Angst vor dem Abstürzen, was beim Fliegen passieren kann. Fliegen selbst finde ich sogar extrem klasse. Die* – ich sage mal – *ursprüngliche Sicht kann mich sogar am Leben halten; und auch gerade nicht. Dann nicht, wenn ich mich und meine Familie durch Autofahren einer viel größeren Gefahr aussetze. Als Mensch habe ich beim Fortbewegen auf dem Boden so etwas wie ein biologisches Urvertrauen.*
K: Wow! Haben Sie mir aufmerksam zugehört. Ich glaube, ich hätte das nicht so geschafft. Schön, noch einmal diese wortgenaue Zusammenfassung der eigenen Gedanken zu hören.
T: Schön … und auch irgendwie hilfreich?
K: Ja, das wollte ich damit sagen.

**Beispiel 2: Nicht mehr jähzornig sein**
K: Ich möchte nicht mehr so jähzornig sein.
T: Sind Sie es denn gerade?
K: Nein, nein, ich meine, nicht mehr so leicht jähzornig werden.
T: Meinen Sie, Sie können es willentlich abstellen oder deutlich reduzieren?
K: Leider nicht, ich habe das schon oft versucht.
T: Gibt es bei allen Situationen, in denen Sie jähzornig werden, zumindest bei den allermeisten, etwas Gemeinsames?
K: Ja, ich glaube, das passiert, wenn mich etwas reizt.
T: Reizt?
K: Ja, reizt, also ich meine, ärgert, auf die Palme bringt.
T: Ah, interessant. Wir könnten versuchen herauszubekommen, welche »Themen« das sind, ob es Gemeinsamkeiten gibt, so etwas wie »Generalthemen«. Und dann, in einem zweiten Schritt, könnten wir erkunden, weshalb diese Sie angreifen können. Und in einem dritten Schritt, wie Sie zukünftig anders (!) damit umgehen können.
K: Ja, das klingt doch stark.
T: Bereit?
K: Bereit.
T: Bereit, sich zu öffnen?
K: Ich versuche es. Dabei brauche ich Ihre Hilfe.
T: Die gebe ich Ihnen gern.

Beantworten Sie die folgenden Fragen durch Ankreuzen und ggf. durch Aufschreiben:

Sind Sie bereit zu prüfenden Gesprächen?

☐ ja ☐ nein

Was kann Ihre Bereitschaft erhöhen oder herstellen?

..........

..........

Sind Ihnen Sinn und Zweck solcher Gespräche deutlich?

☐ ja ☐ nein

Worin bestehen diese?

..........

..........

Was genau ist Ihnen nicht deutlich?

..........

..........

Werden Sie mit Freude an die Aufgabe gehen?

☐ ja ☐ nein

Worin sehen Sie Ihre Freude?

..........

..........

Was kann keine Freude bei Ihnen aufkommen lassen?

..........

..........

Sprechen Sie in der nächsten Stunde Ihre Antworten mit Ihrer Therapeutin oder Ihrem Therapeuten durch.

 

Die Erfolg bringende Betrachtung und Prüfung eines Problems, die damit verbundene Entwicklung der eigenen Persönlichkeit hängen maßgeblich davon ab, wie es der Klientin gelingt, sich offen und aufgeschlossen (schöne Metapher!) auf die Erforschung ihres eigenen Denkens einzulassen. Über einen »Parallelschauplatz«, eine kurze Schilderung der Einstellung von Menschen, die gern mit Sokrates zusammenarbeiteten, soll eine motiviert-bereite Haltung bei der Klientin aufgebaut werden.

**So können Sie Ihrer Klientin das Anliegen des Sokratischen Dialoges darlegen:**
»Sokrates bezeichnete sich als ›die Stechfliege Athens‹. Er spielte damit auf jene an, die seine Fragen nicht mochten, die keine Bereicherung ihres Lebens dadurch empfanden. Jene, die lediglich – um im Bild zu bleiben – einen schmerzenden Stich, einen unangenehmen Juckreiz verspürten, etwas, das regelrecht aggressiv macht. Diese wollten, dass ihre Sichtweisen und Behauptungen so belassen wurden, wie sie waren.

Und es gab die Menschen, die seine Fragen mochten, auch oder gerade weil sie unangenehme, unbequeme Wirkungen hervorbrachten. Diese Menschen waren an Klärungen interessiert, sie waren bereit zu Veränderungen, Verbesserungen, zum Fortschritt. Sie wollten ihre Lebensanschauungen und somit einen bestimmend wichtigen Teil ihres Lebens nicht auf wackligen Gedanken-Konstruktionen aufbauen.

In dieser interessierten und freudig-forschenden Atmosphäre werden wir nun einige Ihrer Gedanken und Anschauungen betrachten. Wir sitzen ja hier zusammen, weil gewisse Themen in Ihrem Leben Ihnen Sorgen, Probleme und Missempfindungen bereiten. Uns geht es gerade nicht darum, alles möglichst so zu belassen, wie es ist. Wir wollen bei Ihnen nach Ansichten und Überzeugungen *suchen*, die daran beteiligt sind, dass Sie sich nicht wohl fühlen. Wir werden diese dann *aussuchen* und *untersuchen*. Und wir werden *versuchen*, dass Sie in neue Anschauungen hineinwachsen können.

Fangen wir an!«

**Ausgangssituation.** Im Gespräch mit Ihrer Therapeutin bzw. Ihrem Therapeuten möchten Sie eine Situation betrachten, in oder mit der Sie sich unwohl fühlen. Diese kann in der Gegenwart, Vergangenheit oder Zukunft liegen. Sie sind unzufrieden, weil Ihre Gefühle, Ihr Handeln oder Ihre Gedanken nicht so verlaufen, wie es aus Ihrer Sicht erstrebenswert ist. Sie wollen etwas verändern. Und deswegen ist es wichtig, erst einmal zu verstehen, wie die bisherigen Reaktionen zu erklären sind.

**Auslöser.** Die ausgesuchte Situation beinhaltet einen Moment, in dem und durch den etwas ausgelöst wird, der Reaktionen anstößt und nach sich zieht. Diesen *Anstoß* bezeichnen wir mit dem Buchstaben *A*.

*A*: Auslöser, Anfang, Aktivierendes Ereignis

**Konsequenzen.** Das Ausgelöste (das, was sich aufgrund des Auslösers entwickelt), welches wir oftmals am deutlichsten bemerken, sind Gefühle, Körperempfindungen und Handlungsimpulse bzw. Handlungen. Sie stellen eine Folge des aktivierenden Ereignisses dar, weshalb man sie auch als Konsequenzen bezeichnen kann – hier mit dem Buchstaben *C* symbolisiert.

*C*: Konsequenzen: Gefühle, Körperempfindungen, Handlungen

**Gedanken.** Begleitet, meist sogar hervorgerufen, werden diese Konsequenzen durch Gedanken, die wir in und über diese Situation haben: Erinnerungen, Pläne, Normen, Einschätzungen, Bilder, Interpretationen und Bewertungen. Hiervon sind die Bewertungen am entscheidendsten für die Art unserer Konsequenzen. Wir benennen deshalb den gesamten Gedankenablauf als *B*.

*B:* Gedanken, Gedankenmuster, Erinnerungen, Assoziationen, Normen, Bilder, Beschreibungen, Interpretationen, Bewertungen

Was also passiert, was ist das Szenario?
Ein Reiz wirkt auf uns ein. Dieser kann von außen kommen – jemand sagt etwas zu uns, lacht uns an, wir hören einen lauten Knall, sehen eine Blume, wir werden von hinten angerempelt … – oder von innen: ein stechender Schmerz, das Empfinden von Angst, der Gedanke an die morgige Prüfung … Diesen Reiz nehmen wir »wahr« – durchaus beeinflusst von unserem aktuellen Befinden. Er aktiviert bestimmte Wahrnehmungs- und Gedankenmuster, führt unmittelbar zu resultierenden Bewertungen und stößt so Gefühle, Körperempfindungen, Körperreaktionen und Handlungen an.
Das dazu entsprechend einfache Schema lautet:

A → B → C

Wenn wir die derart ausgelösten Gefühle, Körperreaktionen und Handlungsweisen teils oder gänzlich ändern wollen, so können wir das vorzugsweise über veränderte Gedanken und Bewertungen umsetzen.

A → B verändert → C verändert

 

Das komplexere A-B-C-Schema sieht folgendermaßen aus:

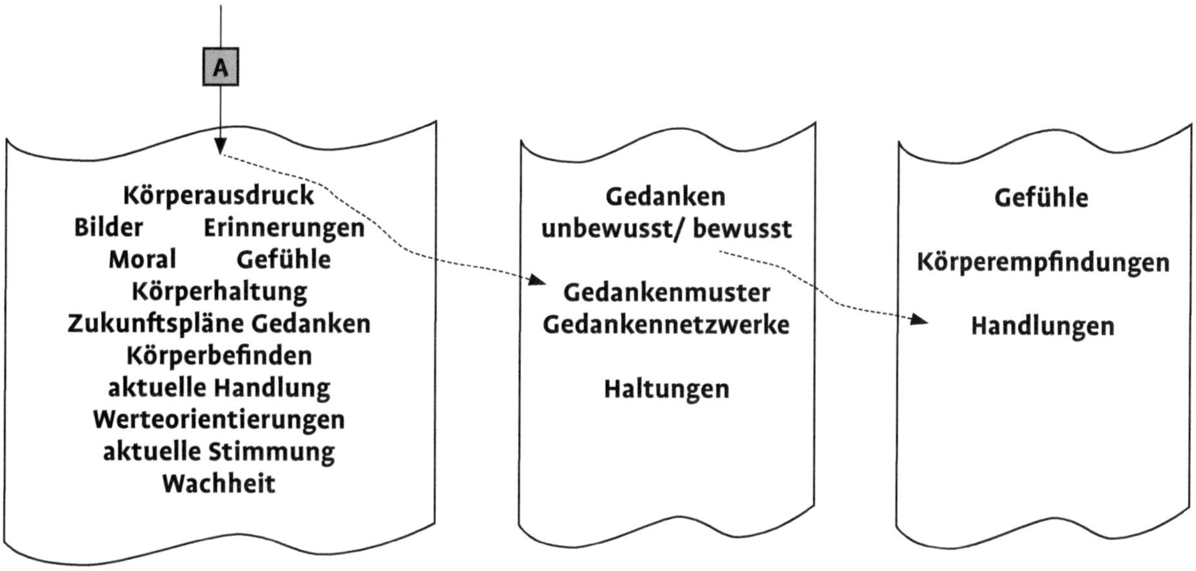


Ein Reiz wird von einem Menschen wahrgenommen, sozusagen inmitten des Lebens. Dies wird als Anlass *(A)* bezeichnet.

*Linke Fahne:* Der Mensch befindet sich gerade in einer bestimmten Gefühlslage, handelt, beschäftigt sich dabei in Gedanken mit den verschiedensten Themen, seine Werteorientierungen sind latent bis offen bewusst usw. Der eintreffende Reiz wird also in einer vom aktuellen Zustand beeinflussten Weise wahrgenommen.

*Mittlere Fahne*: Der so beeinflusst wahrgenommene Reiz löst sofort bewusste wie unbewusste Gedanken aus, er triggert vorgefertigte und vorfertige Haltungen.

*Rechte Fahne*: All das bringt entsprechende Gefühle, Körperreaktionen und Handlungen in Umsetzung.

Wählen Sie eine Situation aus, in der Sie etwas verändern möchten oder beim nächsten Mal anders reagieren möchten. Suchen Sie dann den Auslöser *(A)*. Eine hilfreiche Metapher könnte sein: Halten Sie den Filmstreifen, die »Lebens-DVD«, dort an, wo das Problem begann, beginnt bzw. wo es »richtig losging«, »richtig losgeht«.

*(A)* Auslösende Situation/aktivierendes Ereignis:

..........

..........

Tragen Sie nun in der Reihenfolge, wie Sie sich erinnern, so, wie es Ihnen einfällt, die *Bs* und *Cs* ein.

(*B*) Gedanken, Bilder, Vorstellungen, Erinnerungen, Interpretationen, Bewertungen usw.:

..........

..........

..........

..........

..........

..........

..........

..........

(*C*) Gefühle:

..........

..........

(*C*) Körperempfindungen:

..........

(*C*) Handlungen:

..........

..........

 

**Wichtig**

Wenn Sie das ABC-Schema ausgefüllt haben, haben Sie eine Analyse der Situation erstellt. Damit können Sie den gegenwärtigen oder vergangenen *Ist-Zustand* erklären. Sie können erklären, weshalb Sie entsprechend gefühlt und gehandelt haben, indem Sie entdecken, dass zwischen Ihren Gedankenabläufen und Ihren Gefühlen und Verhaltensweisen eine Folge-Logik besteht. Das heißt nicht, dass Ihre Gedanken realistisch und angemessen sind, es heißt lediglich, dass Sie nachvollziehen können, aufgrund welcher Gedankenvorgänge Sie so gefühlt und gehandelt haben.

**Eine Metapher zur Folge-Logik**: Stellen Sie sich jemanden vor, der in der betreffenden Situation anwesend ist. Er registriert, wie Sie handeln; er spürt und er hört von Ihnen, wie Sie fühlen; er hört, was Sie berichten und welche Gedanken dabei ablaufen. Dieser Betreffende äußert: »Na, kein Wunder, wenn du so denkst, dann musst du ja so fühlen und handeln.« Oder: »Jetzt ist mir klar, weshalb du so fühlst und handelst.«

**Zur Wiederholung**

Erklären Sie, wofür die Buchstaben A, B und C stehen.

.............................................................................................................................................

.............................................................................................................................................

.............................................................................................................................................

Erklären Sie das Modell, die Zusammenhänge zwischen A, B und C.

.............................................................................................................................................

.............................................................................................................................................

.............................................................................................................................................

Wo muss man nach diesem Modell ansetzen, wenn man z. B. seine Gefühle ändern möchte?

.............................................................................................................................................

.............................................................................................................................................

.............................................................................................................................................

# 4 Disputation

## 4.1 Einführung

**Definition**

Nachweislich findet sich der Begriff **Disputation** nicht in den platonischen Schriften. Wir kennen *Disputation* als philosophisches Streitgespräch, als mündliche Verteidigung der eigenen Doktorarbeit im Promotionsverfahren. Das lateinische Wort *Disputatio* bedeutet: *Erörterung, Unterredung, Abhandlung*. Das Verb *disputare* lässt sich mit den entsprechend verbalisierten Formen übersetzen, aber auch mit *abrechnen, ins Reine bringen*.

**Disputation in der KVT und REVT.** Im kognitiv-verhaltenstherapeutischen Vorgehen wird als *Disputation* jene Phase bezeichnet, in der bestimmte Meinungen und Überzeugungen näher betrachtet, mittels verschiedener Untersuchungsmethoden auf *Irrationalität* bzw. *Dysfunktionalität* geprüft und entsprechend neu-, um- oder rekonstruiert werden. Die Disputation stellt einen Beurteilungsprozess der Angemessenheit von Gedanken sowie deren Interpretationen und Bewertungen dar. Sie lässt sich auch als Konfrontation zweier oder mehrerer Konzepte beschreiben, wie ein Ereignis oder Sachverhalt gesehen und beurteilt werden kann (nach Hoellen & Böhmer, 2018).

Am bekanntesten dürften die Anwendungen von Disputationen im Rahmen der Rational-Emotiven Verhaltenstherapie (REVT) nach Albert Ellis sein. *Disputation* charakterisiert hier einen »aktiven Ansatz, mit dem Klienten dabei unterstützt werden sollen, die Nützlichkeit und Effektivität der Elemente ihrer Überzeugungssysteme zu bewerten«. Sie erlaubt es ihnen, »Überzeugungen, die sie in der Regel in Schwierigkeiten bringen, zu untersuchen, zu bewerten, zu prüfen und letztlich zu ersetzen« (Ellis & MacLaren, 2015, S. 66).

**Rationale und irrationale Überzeugungen.** Als *irrational* (irrational beliefs) werden rigide und dogmatische Überzeugungen bezeichnet, die nicht voll umfänglich durch die soziale Realität gestützt werden (Ellis & MacLaren, 2015). Sie sind operational dadurch definiert, dass sie zu unangemessenen, übertriebenen Reaktionen führen – bei Gefühlen und Handlungen –, dass sie die betroffene Person stark belasten und der Umsetzung eigener Werteorientierungen, der Verwirklichung eigener Ziele im Wege stehen. Somit werden sie als selbstschädigend und nicht zielführend betrachtet. Der letztgenannte Aspekt ist auch die Begründung für eine andere Benennung: *dysfunktional* (vgl. Wilken, 2019). Als *rational* bzw. *funktional* werden Überzeugungen (rational beliefs) bezeichnet, wenn sie flexibel, adaptiv und mit der sozialen Realität konsistent sind und sie uns beim Erreichen unserer Ziele helfen (nach Ellis & MacLaren, 2015).

**Disputation und Sokratischer Dialog.** Gehört die Disputation zum Sokratischen Dialog, d. h. stellt sie eine Untergruppe des Sokratischen Dialogs dar? Oder ist der Sokratische Dialog ein Kernstück der Disputation, d. h. stellt er eine Untergruppe der Disputation dar? Interessanterweise gibt es darüber kontroverse Meinungen. Als ein Nebeneinander betrachtet beschreibt z. B. Wilken (2019) die Disputation als Technik und Strategie, den Sokratischen Dialog als Haltung, ähnlich Stavemann (2015), der die Disputtechniken als Fragetechniken charakterisiert und den Sokratischen Dialog als Gesprächsführungsstil.

**Wichtig**

In diesem Tools-Buch stellt der Sokratische Dialog die übergeordnete Haltung und Gesprächsmethodik dar, mit der sich die Therapeutin einer Vielzahl von Disputations- und Gesprächstechniken bedienen kann.

**Ablauf einer Disputation.** Zu jeder Disputation gehören:

- Auswahl der zu betrachtenden Kognitionen
- Vorbereitung der Befragung
- Prüfung relevanter Kognitionen
- Bewusstheit über die Ausrichtung bzw. Ziele der Befragung
- modellhaftes Erlernen des Prozesses (Psychoedukation)
- Neukonstruktion ehemals dysfunktionaler Kognitionen
- Nachprüfen (z. B. Advocatus diaboli)
- Umsetzung (Vornahme)

**Einteilung.** Disputationen können eingeteilt werden in *kognitive, emotive* und *verhaltensorientierte* Methoden (Wilken, 2019). Spricht man nur von *Disputation*, wird darunter im Allgemeinen die *kognitive Disputation* verstanden. Wichtig ist darauf hinzuweisen, dass Kognition, Emotion und Handeln sich stets einander transaktional beeinflussen. Dauerhafte kognitive Umstrukturierung kann daher nur durch die Arbeit auf allen drei Ebenen erreicht werden.

## 4.2 Arbeitsmaterial

### AB 13 Dem Erzählprozess eine Richtung geben

Befragt nach dem einzubringenden Problem, beginnen viele Patientinnen, eine entsprechende, oftmals längere Geschichte zu erzählen. Die Therapeutin kann aufmerksam zuhören und nach Abschluss gezielte Fragen dazu stellen. Oder: Sie steigt bereits anfänglich mit konkreten Fragen ein, um dem Erzählprozess eine von ihr beabsichtigte Struktur und Richtung zu geben. Das Arbeitsblatt zeigt Möglichkeiten für die zweite Variante.

### AB 14 Aktivierendes Ereignis (A)

Hier wird die Patientin trainiert, den Anlass einer Situation herauszufinden und einzuordnen. Das Arbeitsblatt dient ebenso zur Information der Therapeutin. Es ergänzt und wiederholt die Arbeitsschritte von Arbeitsblatt 12 »ABC-Schema«.

### AB 15 Beschreiben – Interpretieren – Bewerten

Wenn wir etwas sagen oder denken, sind wir uns im Allgemeinen nicht darüber bewusst, auf welcher Wahrnehmungsebene der Inhalt sich ausdrückt (vgl. Lotz, 2003; Stavemann, 1999): Beschreibung (Deskription), Interpretation (Interferenz) oder Bewertung (Evaluation). Die Unterscheidung wird erklärt und die Klientin aufgefordert, an Beispielen entsprechende Zuordnungen durchzuführen.

### INFO 2 Einteilung der kognitiven Disputationen

Auf diesem Informationsblatt werden die drei Kategorien einer kognitiven Disputation beschrieben sowie die beiden Grundfragetypen aufgeführt.

### AB 16 Disputation – Wissenscheck

An die Therapeutin werden Fragen zum Inhalt des vorausgehenden Grundlagentextes gestellt, um wichtige Feststellungen durch das eigene Beantworten wiederholen zu können.

**AB 17 Disputation – Vorbereitungen**
Auf diesem Arbeitsblatt wird dargelegt, was zu tun ist, bevor die Therapeutin mit dem Disputieren beginnt. Dazu werden fünf Aussagemuster von Klientinnen aufgezeigt und die entsprechenden Frageperspektiven beschrieben.

**AB 18 Disputation – Einstieg**
Nach Auswählen des Problems – z. B. AB 12 »ABC-Schema« – und eventueller disputationseinleitender Veränderung der Aussagemuster der Klientin wird auf diesem Arbeitsblatt dargestellt, wie die Therapeutin durch Aufgreifen der Äußerungen mit der Disputation anfangen kann.

**AB 19 Empirische Disputation**
Auf diesem Arbeitsblatt findet die Therapeutin eine Reihe konkreter Fragen für das Vorgehen der empirischen Disputation.

**AB 20 Empirische Unrichtigkeit**
Die Klientin wird mit diesem Arbeitsblatt in die verschiedenen Schritte des Prüfprozesses eingeführt.

**AB 21 Logische Disputation**
Die Klientin hat einen Gedankenzusammenhang bzw. eine Aussage entdeckt, die in dieser Weise logisch widersprüchlich ist. Sie wird daraufhin in die Methode der logischen Disputation eingeführt.

**AB 22 Hedonistische Disputation**
Mit dem Arbeitsblatt wird die Klientin in das Vorgehen der hedonistischen Disputation eingeführt. Der Abschnitt »Glücksbefragung« pointiert die Absicht.

**AB 23 Frage-Spektrum**
Fragen gehören zu den wichtigsten Werkzeugen eines beratend-therapeutischen Gesprächs. Eine besondere Bedeutung kommt ihnen im Sokratischen Dialog zu, wenn bestimmte Meinungen überprüft werden sollen. Fragen helfen, fehlerhafte Auffassungen aufzuspüren, und sie helfen, Veränderungsprozesse einzuleiten. Dieses Arbeitsblatt gibt eine Übersicht und damit Anregungen für Fragen bzw. Fragekategorien.

**AB 24 Sokratische Selbsthilfe**
Wenn die Klientin aufgrund der gemeinsamen Arbeit schon typische sokratische Vorgehensweisen erlebt hat, kann man sie selbst bestimmte Fragen an sich stellen lassen. Mit diesem Arbeitsblatt wird die Hilfe zur Selbsthilfe aktiviert und trainiert.

**AB 25 Das Leben neu (er)finden**
Hier schreibt die Klientin auf, wie sie in ihrem Lebensraum handeln, fühlen und die Dinge des Lebens betrachten will. Statt vorhandene Probleme zu reduzieren oder auszuräumen, sucht und beschreibt sie neue Lebensentwürfe.

**AB 26 Um was geht es wirklich?**
Statt ausgewählte Gedanken zu überprüfen, fragt die Therapeutin nach dahinterstehenden Kognitionen. Dieses ist ein Beispiel für *regressive Abstraktion*, für das Suchen nach übergeordneten Kognitionen.

**AB 27 Werteorientierungen – Wohin soll's gehen?**
Das Arbeitsblatt will die Wertigkeit der Anstrengung im Sokratischen Dialog für die Klientin vorab deutlich machen und zu einer motivierten Entscheidung führen, die Gesprächsprozesse zu durchlaufen. Sollte die Motivation »schwächeln«, kann die Therapeutin immer auf dieses Blatt zurückkommen bzw. es aktuell mit der Klientin anpassen: Lohnt sich die Anstrengung, in eine Disputation einzusteigen?

**AB 28 Gedanken, die im Wege stehen**
Bei der Diskussion eines Themas oder bei einer Situationsanalyse (AB 9 »Situationsanalyse«) kann die Klientin auf Gedanken stoßen, die einem erwünschten Erleben und/oder einer erstrebten Handlungsweise im Wege stehen. Hier wird die Klientin in fünf Schritten angeleitet, wie sie damit umgehen kann.

**AB 29 Neukonstruktion**
Auf diesem Arbeitsblatt formuliert die Klientin bestimmte Gedanken neu, die sich als nicht rational und nicht funktional im Rahmen der Disputation erwiesen haben.

**AB 30 Advocatus diaboli**
Die Klientin wird mit ihren durch die Disputation neu gefundenen, neu formulierten Gedanken (s. AB 29 »Neukonstruktion«) konfrontiert. Sie soll Stellung dazu nehmen, ob ihre alten Gedankenausführungen nicht doch richtig und stimmiger sind. Sie wird mit dieser Frage »in Versuchung geführt«, um feststellen zu können, ob sie von ihren Neukonstruktionen überzeugt ist.

**AB 31 Meine Vornahme**
Das Arbeitsblatt zielt auf jene Gesprächsphase ab, in welcher die Klientin nach Anwendung des sokratischen Vorgehens und der darauffolgenden Neukonstruktion ihrer Gedanken eine neue, realistische und hilfreiche Sichtweise gefunden hat. Diese formuliert sie noch einmal und nimmt sich vor, die veränderte Perspektive zukünftig umzusetzen. Hierbei stellt sie einen deutlichen Bezug zum eigenen Leben her. Auf dem Arbeitsblatt wird mit den gleichlautenden Wörtern *Vorname* und *Vornahme* gespielt.

Als Therapeutin können Sie dem Erzählen Ihrer Klientin eine Richtung geben. Durch gezielte Fragen wählen Sie aus dem bis dahin Vorgebrachten bestimmte Aspekte oder Zusammenhänge aus. Somit steuern Sie schon relativ früh den weiteren Gesprächsverlauf, um die Thematik prägnant zu erfassen.

**Beispiel**

**K:** »Gestern habe ich wieder einmal echt bescheuert reagiert.«

Mit verschiedenen Möglichkeiten können Sie direkt darauf eingehen.

(1) Sehr allgemein:
- »Erzählen Sie!«
- »Was war …?«
- »Was war gestern?«

(2) Auf die Reaktion bezogen:
- »Was haben Sie gemacht …?«
- »Was haben Sie denn gemacht?«
- »Wie haben Sie denn reagiert?«

(3) Von der Reaktion auf den Anlass schließen:
- »Auf was haben Sie reagiert?«
- »Was war der Anlass, dass Sie so reagiert haben?«
- »Auf was haben Sie denn – wie Sie sagen – wieder einmal echt bescheuert reagiert?«

(4) Wenn möglich, am Konkreten allgemeine Muster erfragen:
- »Was haben Sie wieder einmal gemacht?«
- »In welcher Weise war Ihre Reaktion typisch?«
- »Was war das wieder einmal Bescheuerte?«
- »Was ist das, was wieder einmal abgelaufen ist?«

(5) Gleich auf die Bewertung eingehen:
- »Wie finden Sie es, dass Sie so reagiert haben?«
- »Wie bewerten Sie Ihre Reaktion?«
- »Wie finden Sie, dass Sie wieder einmal echt bescheuert reagiert haben?«
- »Was halten Sie davon, dass Sie wieder einmal echt bescheuert reagiert haben?«

 

Finden Sie für die beiden folgenden Aussagen jeweils eine Antwort bzw. Frage gemäß den oben aufgeführten Interventionen (1)–(5).

»Mein Gespräch heute Morgen ist richtig gut gelungen.«

(1) ..................................................

(2) ..................................................

(3) ..................................................

(4) ..................................................

(5) ..................................................

»Er hätte mich nicht so ungerecht verurteilen dürfen.«

(1) ..................................................

(2) ..................................................

(3) ..................................................

(4) ..................................................

(5) ..................................................

Am Anfang eines Dialogs steht die Themenauswahl. Über was genau möchten Sie sprechen? Je enger und klarer das Thema umrissen bzw. ausgedrückt wird, umso effektiver kann das Gespräch hierüber sein.

Was wollen Sie auswählen? Kreuzen Sie an:
- ☐ Eine bestimmte Reaktion von Ihnen in einer *bestimmten Situation*?
- ☐ Eine bestimmte, typische Reaktion von Ihnen in einer *wiederkehrenden Situation*?

Und das …
- ☐ im Bereich Emotionen?
- ☐ Im Bereich Ihres Handelns?
- ☐ Im Bereich von Körperempfindungen?
- ☐ Im Bereich von Gedankenprozessen?
- ☐ In mehreren dieser Bereiche?

**Thema einordnen**

Trainieren Sie das Einordnen des Themas. Was ist der Anlass für das Problem – wählen Sie aus:

(a) äußeres Ereignis (andere Personen, äußere Vorgänge)
(b) äußeres Ereignis (eigene Person, eigene Handlung)
(c) inneres Ereignis (Körperreaktion)
(d) inneres Ereignis (Gefühl)
(e) inneres Ereignis (Gedanken)

**Zum Üben.** Schreiben Sie nach jedem der gleich folgenden Beispiele die entsprechende Einordnung. Benennen Sie diese mit den oben angegebenen Formulierungen; schreiben Sie nicht nur (a), sondern »äußeres Ereignis (andere Person, äußere Vorgänge)« usw. Die Lösungsvorschläge finden Sie am Ende dieses Arbeitsblatts.

(1) Sie sind ängstlich, stark verunsichert, erleben ein Gedankenkarussell mit Überlegungen wie »Ich packe das nicht« oder »Wie wird das alles weitergehen?«. Der Auslöser: Ihr Chef hat heute zu Ihnen gesagt: »Wenn Ihnen das noch einmal passiert, müssen wir uns ernsthaft unterhalten!«

..........................................................................................................

(2) Sie sind deutlich verärgert. Ein fremdes Auto steht in Ihrer Einfahrt. Sie überlegen, was Sie machen sollen.

..........................................................................................................

(3) Sie sind traurig. Sie haben heute doch Alkohol getrunken, obwohl Sie eine Woche aussetzen wollten. Sie bewerten das als persönliches Versagen.

..........................................................................................................

 

(4) Sie ärgern sich (wieder einmal), dass Sie Angst vor Hunden haben. Sie sind gerade keinem begegnet; Sie ärgern sich über ihre generelle Angst vor Hunden – und das, obwohl Sie promovierte Biologin sind.

........................................................................................................................

(5) Sie sind traurig und verärgert darüber, dass Sie sich so wenig zutrauen, dass Sie in manchen Bereichen so eine schlechte Meinung von sich haben. Sie wollen jetzt nicht Ihre Gefühle besprechen – Traurigkeit, Ärger –, sondern Ihre Selbsteinschätzung: »Ich traue mir wenig zu.«

........................................................................................................................

(6) Als Ihre Kommilitonin Ihnen ein Kompliment gemacht hat, sind Sie rot geworden. Sie spüren Scham und Verlegenheit. Sie ärgern sich, dass Sie rot geworden sind. Diesen Ärger möchten Sie thematisieren.

........................................................................................................................

So können also Handlungen, Gefühle, Körperreaktionen und Gedanken – eigene wie die von anderen – *Auslöser (A)* sein für wiederum eigene Gedanken, Vorstellungen, Erinnerungen, Interpretationen, Bewertungen, für eigene Handlungen, Gefühle und Körperreaktionen. Die *Auslöser* aktivieren entsprechende Folgen und werden deshalb auch als *Aktivierendes Ereignis (A)* bezeichnet. Sie sind der Start einer Reaktionskette. Andere Begriffe für den kennzeichnenden Buchstaben *A* lauten:

- **A**uswahl
- **A**nfang
- **A**uslöser
- **A**nlass
- **A**usgangspunkt, Ausgangssituation
- **A**ktivierendes Ereignis

**Wichtig**

Meistens scheint es – das ist die typische Alltagssicht –, dass das *aktivierende Ereignis*, der *Auslöser*, die Reaktionen direkt »verursacht«. Das ist fast niemals der Fall. Tatsächlich werden die Reaktionen (nur) angeschoben, nicht verursacht.

Durch den *Auslöser (A)* werden Gedanken- und Bewertungsnetzwerke, Bilder und Erfahrungen aktiviert. Aufgrund dieses blitzartig ablaufenden Prozesses reagieren wir dann mit entsprechenden Gefühlen, Handlungen, körperlichen Reaktionen sowie mit weiteren Gedankenketten.

Schreiben Sie zu den nächsten Beispielen unter *A* den *unmittelbaren Ausgangspunkt*, den *Auslöser*, den genauen *Anlass*. Die Lösungsvorschläge finden Sie am Ende dieses Arbeitsblatts.

(7) Als heute Morgen unser Lehrer sagte, dass wir morgen einen Test schreiben werden, bekam ich augenblicklich Herzklopfen, schwitzende Hände und ziemlichen Bammel.

A ……………………………………………………………………………………………………

……………………………………………………………………………………………………

(8) Ich bin wirklich verärgert darüber, dass meine Frau den Termin vergessen hat, zumal ich sie morgens noch daran erinnert habe.

A ……………………………………………………………………………………………………

……………………………………………………………………………………………………

(9) Mein Mann hat hohen Blutzucker. Das tut mir sehr leid und macht mir viele Sorgen.

A ……………………………………………………………………………………………………

……………………………………………………………………………………………………

(10) Oft denke ich, dass ich der heutigen Welt nicht gewachsen bin. Dann ziehe ich mich zurück, schlafe viel und bin insgesamt ziemlich depressiv.

A ……………………………………………………………………………………………………

……………………………………………………………………………………………………

(11) Gestern war ich wirklich müde. Deswegen hatte ich mich entschlossen, mich etwas auf der Couch auszuruhen. Kaum hatte ich mich hingelegt, da fing das Baby unserer Nachbarn an, laut zu schreien. Dann war es vorbei mit dem Schlafen. Ärgerlich. Nun ja, das Baby kann ja nichts dafür. Meine Nachbarn natürlich auch nicht!

A ……………………………………………………………………………………………………

……………………………………………………………………………………………………

(12) Ich habe wenig Selbstwert. Das führt dazu, dass ich in Diskussionen oftmals nicht meine Meinung vertrete und anderen Recht gebe, obwohl ich eine klar andere Meinung habe.

A ……………………………………………………………………………………………………

……………………………………………………………………………………………………

 

**Lösungsangebote für die Aufgaben**

(1) Der *Auslöser* ist ein äußeres Ereignis, die Aussage des Chefs.

(2) Der *Auslöser* ist ein äußeres Ereignis, das fremde Auto in Ihrer Einfahrt.

(3) Der *Auslöser* ist ein äußeres Ereignis, eines von Ihnen selbst: das Trinken von Alkohol.

(4) Der *Auslöser* ist ein inneres Ereignis, in diesem Fall ein eigenes Gefühl. Und je nachdem, was Sie betrachten möchten: Ihre Angst oder Ihren Ärger über die Angst.

(5) Der *Auslöser* ist ein inneres Ereignis, in diesem Fall ein eigener Gedanke: »Ich traue mir wenig zu.«

(6) Der *Auslöser* für Ihren Ärger ist ein inneres Ereignis, eine Körperreaktion: das Erröten.

(7) Unser Lehrer sagte: »Morgen werden wir einen Test schreiben.«

(8) Meine Frau hat den Termin vergessen.

(9) Mein Mann hat hohen Blutzucker.

(10) Ich bin der heutigen Welt nicht gewachsen.

(11) Das Baby unserer Nachbarn fing an, laut zu schreien.

(12) Ich habe wenig Selbstwert.

In unserem Leben sind wir permanent einer Vielzahl von *Reizen* ausgesetzt: Wir hören, sehen, riechen, schmecken, tasten etwas. Welche Gefühle wir infolge eines Reizes empfinden, mit welcher Intensität und wie wir uns infolge dieses Reizes verhalten, hängt entscheidend davon ab, welche Gedanken wir uns über diesen Reiz machen, wie wir ihn *erleben*. Schauen wir uns dies wiederum genauer an, so können wir feststellen, dass es die Interpretationen und letztendlich die eigenen Bewertungen sind, die wir den Geschehnissen zuschreiben.

**Wichtig**

Wir unterscheiden drei Ebenen der Wahrnehmung: *beschreibend – interpretierend – bewertend.* Im Allgemeinen ist unser Wahrnehmen *bewertend*, auch wenn wir dies oft nicht ausdrücklich formulieren. Dadurch gelingt es, uns sofort zu positionieren, um etwas im weitesten Sinn annehmen oder ablehnen zu können.

Lesen Sie folgendes Beispiel:

**Beispiel**

*Beschreibend:* Der Mann auf der anderen Straßenseite läuft, von hier aus gesehen, nach rechts. Er hat eine Tasche in der linken Hand. Vom Aussehen her, der Form und der Größe nach benennen wir solche Taschen als Einkaufstaschen.
*Interpretierend:* Der Mann auf der Straßenseite gegenüber läuft Richtung Supermarkt. Er hat eine Einkaufstasche in der linken Hand und geht einkaufen.
*Bewertend:* Ich finde es prima, dass auch Männer in die Supermärkte gehen, um einzukaufen.

Ordnen Sie die folgenden Sätze einer der drei Kategorien (a) beschreibend – (b) interpretierend – (c) bewertend zu. Kreuzen Sie den entsprechenden Buchstaben an.

(1) Die Schokolade schmeckt sehr süß. (a—b—c)

(2) Für eine Vollmilchschokolade schmeckt sie zu süß. (a—b—c)

(3) Diese ziemlich süße Schokolade mag ich nicht. (a—b—c)

(4) Für Januar ist es viel zu warm. (a—b—c)

(5) Deine Hände fühlen sich sehr zart an. (a—b—c)

(6) Er fährt wie ein Henker. (a—b—c)

(7) Sie spricht so leise, dass ich sie kaum verstehen kann. (a—b—c)

(8) Nach drei Jahren sollte man besser Englisch können. (a—b—c)

(9) Ich finde es nicht gut, wie meine Tochter reagiert hat. (a—b—c)

(10) Der Patient äußert Kritik. (a—b—c)

(11) Er ist ein richtiger Besserwisser. (a—b—c)

(12) Ich freue mich sehr über das neue Buch. (a—b—c)

 

**Übung**

Zwar lässt uns Übung nicht immer zum Meister werden, wie es im Sprichwort heißt, doch jedes Training bringt uns voran. Machen Sie sich die Zusammenhänge noch einmal klar. Ihre Therapeutin liest Ihnen jetzt immer den gleichen Satz (»➔«) vor. Sie lesen nach und nach die aufgeführten Antworten vor. Werden Sie ein wenig zum Schauspieler; spüren Sie die mögliche Stimmung, die sich beim und mit dem Gesagten ausdrückt. Und das Interessante: Alle sind mögliche Antworten auf die eine einzige Aussage – Antworten, die unterschiedliche Gefühle ausdrücken.

**➔ Komm bitte mal ans Fenster. Schau mal, das Auto steht voll in unserer Einfahrt.**

(1) Ja, sehe ich.
(2) Ja ja, macht nichts, wahrscheinlich fährt es gleich weg.
(3) Wahrscheinlich ist die Person nur kurz einkaufen.
(4) Na ja, zum Glück muss keiner von uns rein- oder rausfahren.
(5) Echt, die Leute haben Nerven!
(6) Und wenn jetzt einer von uns herausfahren wollte?!
(7) Wieder mal einer von denen, die »nur kurz« einkaufen wollen, dann noch jemanden treffen, sich unterhalten …!
(8) Was der wohl sagen würde, wenn wir uns einfach in seine Einfahrt stellen würden?!
(9) Oje, ich muss bald losfahren. Hoffentlich ist das Auto dann weg.
(10) Nein, nicht schon wieder einer!
(11) Unmöglich! Das ist Hausfriedensbruch!

In der vorletzten Übung haben Sie bei verschiedenen Sätzen angekreuzt, ob diese beschreibend, interpretierend oder bewertend ausgedrückt sind. Schreiben Sie jetzt zwei persönliche Ansichten auf, die auf sinnlichen Wahrnehmungen (sehen, hören, riechen, schmecken, tasten/fühlen) basieren, und äußern Sie diese jeweils in den drei vorgegebenen Kategorien.

**Situation 1:**

Beschreibend ……………………………………………………………………………………

Interpretierend …………………………………………………………………………………

Bewertend ………………………………………………………………………………………

**Situation 2:**

Beschreibend ……………………………………………………………………………………

Interpretierend …………………………………………………………………………………

Bewertend ………………………………………………………………………………………

Mit dem Fokus auf das Prüfen können *kognitive Disputationen* eingeteilt werden in

- *empirisch*: »Ist das nachweislich genau so?«
- *logisch*: »Sind die Zusammenhänge logisch?«
- *hedonistisch*: »Hilft das beim Umsetzen eigener Ziele und Werteorientierungen?«

**empirisch**

*Ist das nachweislich genau so?*

**logisch**

*Sind die Zusammenhänge logisch?*

**hedonistisch**

*Hilft das beim Umsetzen eigener Werteorientierungen?*

Eine andere Einteilung von Disputationen lässt sich durch zwei Grundfragen charakterisieren. Die erste Frage schließt die empirische und logische Prüfung ein, die zweite die hedonistische.

(1) »Stimmt das (genau) so?«
(2) »Ist das hilfreich zum Umsetzen Ihrer eigenen gewünschten Ziele und Werteorientierungen?«

1 *Stimmt das (genau) so?*

2 *Ist das hilfreich zum Umsetzen eigener gewünschter Werteorientierungen?*

**Empirische Disputation**

Die *empirische Disputation* wird auch als *faktische Disputation* oder als *Überprüfung der Evidenz* bezeichnet. Wie für jede Disputation lautet die Grundfrage:

- »Stimmt das?« bzw. »Stimmt das (genau) so?«

Bei dieser Disputation bezieht sich die Grundfrage auf die Empirie, auf die Erfahrung.

- »Ist der Gedanke empirisch haltbar?«
- »Kann der Gedanke entsprechend den allgemein vorliegenden Erfahrungen so aufrechterhalten werden?«

### Logische Disputation

Bei der *logischen Disputation* bezieht sich die Stimmt-das-Frage auf folgerichtiges Denken und vernünftiges Schlussfolgern.

- »Passt das – logisch gesehen – zusammen?«
- »Widerspricht das eine (nicht) dem anderen?«
- »Wenn das so ist, muss das andere nicht so bzw. anders sein?«

### Hedonistische Disputation

Die hedonistische Disputation fokussiert den Blickwinkel auf ein werteorientiertes Leben, auf das Streben nach Glück. So werden Gedankenprozesse – damit auch Gefühlsausprägungen und Handlungsimpulse – daraufhin untersucht, ob sie uns den Weg dahin ebnen können, ihn vielleicht erst ermöglichen oder ob sie zu Abwegen führen und dazu, in Hindernissen stecken zu bleiben. Folglich sprechen wir einerseits von funktionalen Gedanken, funktionalen Gefühlen und funktionalen Verhaltensweisen, wenn sie in der Funktion stehen, hilfreich zu wirken. Andererseits sind es dysfunktionale Gedanken, Gefühle und Verhaltensweisen, wenn sie uns auf unserem gewählten Weg behindern oder ihn sogar verbauen. Diese Vorgehensweise der Disputation wird deshalb auch *funktionale Disputation* genannt.

Die Kernfrage heißt:

- »Ist das hilfreich in Bezug auf die eigenen Ziele und Lebenswerte?«

Bei der *kognitiven Disputation* werden ausgewählte Gedanken befragt. Natürlich lässt sich diese Frage auch in Bezug auf Gefühle stellen, vielmehr noch in Bezug auf auszuführende oder bereits ausgeführte Handlungen.

 

## AB 16 Disputation – Wissenscheck

Beantworten Sie die folgenden Fragen. Ihre Antworten können Sie abgleichen mit dem Informationsblatt 2 »Einteilung der kognitiven Disputationen«.

Ein anderes Wortpaar für *rational-irrational*, dem die gleiche Bedeutung zugeschrieben wird, lautet:

........................................................................................................................

Wie lässt sich im Rahmen der Disputation eine irrationale Überzeugung kennzeichnen?

........................................................................................................................

........................................................................................................................

Welche drei Disputationsmethoden lassen sich unterscheiden?

........................................................................................................................

........................................................................................................................

........................................................................................................................

Füllen Sie die leeren Boxen aus und verbinden Sie diese mit den jeweiligen Beziehungen zueinander durch Richtungspfeile.

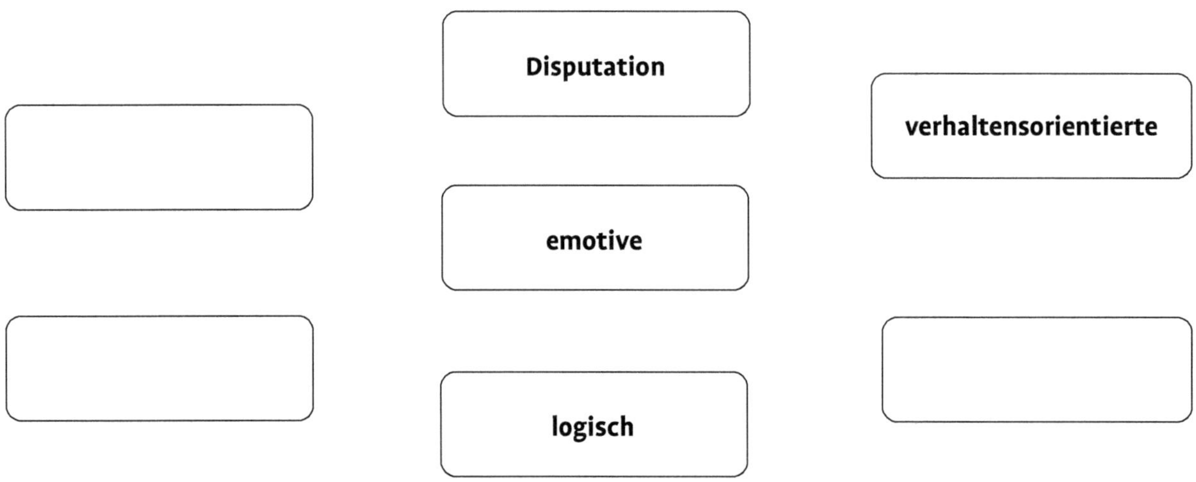


Wie lauten die beiden Grundfragen einer Disputation?

........................................................................................................................

........................................................................................................................

 

Bei der (kognitiven) Disputation wird der Inhalt einer Aussage überprüft. Es gilt deshalb, die Aussagen für die Befragung entsprechend vorzubereiten. Die beiden grundlegenden Fragen lauten:

(1) »Stimmt das so?« Varianten sind z. B.: »Woher wissen Sie das?«, »Wer sagt das?«
(2) »Hilft das?« Varianten sind z. B.: »Bringt Sie das Ihrem Ziel näher?«, »Ist der Gedanke konstruktiv?«

Im Folgenden finden Sie Beispiele für häufig vorzunehmende Veränderungen.

**(1) Gefühl + Meinung → Meinung wird befragt**

**Beispiel**

| | |
|---|---|
| Ich habe Angst, dass ich es nicht schaffe. | ▶ Schaffen Sie es wirklich nicht?<br>▶ Hilft Ihnen der Gedanke, dass Sie es wirklich nicht schaffen? |
| Ich befürchte, mich zu blamieren. | ▶ Woher wissen Sie, dass Sie sich blamieren werden?<br>▶ Hilft Ihnen der Gedanke, dass Sie sich blamieren werden, Ihrem Ziel näher zu kommen? |
| Ich bin sauer, dass er mir widerspricht. | ▶ Würden das andere auch so sehen?<br>▶ Hilft Ihnen die Formulierung »widersprechen«, sich so zu verhalten, wie Sie es möchten? |

Formulieren Sie die entsprechenden Grundfragen (1) und (2).

(1) Ich bin traurig darüber, dass sie nicht mehr mit mir spricht.

..............................

..............................

..............................

(2) Ich bin sehr frustriert, dass ich keine Anerkennung bekomme.

..............................

..............................

..............................

(3) Ich befürchte, dass ich zu alt bin, um Klavierspielen zu lernen.

.................................................................................................................................

.................................................................................................................................

.................................................................................................................................

(4) Ich ärgere mich, dass ich mich im Supermarkt wieder einmal an der falschen Kasse angestellt habe.

.................................................................................................................................

.................................................................................................................................

.................................................................................................................................

**(2) Gefühl + Meinung → Gefühl wird befragt**

Würden Sie mit der ersten Grundfrage (»Stimmt das so?«) bei dieser Art von Sätzen das Gefühl befragen, würde die Frage zunächst auf den Hauptsatz abzielen, z. B. »Stimmt das, dass Sie Angst haben?« Und das würde Ihre Klientin meistens verständlicherweise bejahen, da das Gefühl ja vorhanden ist. Und doch lassen sich auch Situationen vorstellen, in denen Sie ausdrücklich das Gefühl befragen möchten, etwa weil Sie die Vermutung hegen, dass dieses übertrieben (vielleicht auch untertrieben) formuliert ist.

**Beispiel**

| | |
|---|---|
| Ich habe riesige Angst, dass ich es nicht schaffe. | Wirklich »riesige Angst?« |
| Ich bin stinksauer, dass er mir widerspricht. | So sauer sind Sie? |
| Ich bin leicht irritiert, dass er mir widerspricht. | Nur leicht irritiert? Würden das andere auch so erleben? |

Befragen Sie das Gefühl. Fragen Sie bei den folgenden Sätzen näher nach dem Gefühl.

(1) Ich bin völlig aufgebracht, dass ich das wieder verbockt habe.

.................................................................................................................................

(2) Es macht mich richtig depressiv, dass ich die Anmeldung wieder verschoben habe.

.................................................................................................................................

 

(3) Es macht mir kaum etwas aus, wenn meine Frau ihren Exmann trifft.

.................................................................................................................................

(4) Ich bin zutiefst erschüttert, dass ich so wenig Fortschritte mache.

.................................................................................................................................

**(3) Ausdrucksart + Meinung → Meinung wird befragt**

**Beispiel**

| | |
|---|---|
| Ich sage ihm, dass ich ihn nicht dabeihaben will. | Bringt es Sie voran, ihn nicht dabeihaben zu wollen? |
| Ich bin der Meinung, dass wir gut zusammenpassen. | Würden das andere auch so sehen, dass Sie gut zusammenpassen? |
| Ich schreibe ihm, dass ich für den Job geeignet bin. | Sind Sie wirklich für den Job geeignet? |
| Er wirft mir vor, dass ich oft zu spät käme. | Kommen Sie oft zu spät? |
| Sie meint, weite Hosen stünden mir nicht. | Kann man das auch anders sehen? |

Befragen Sie in den folgenden Sätzen den Inhalt der geäußerten Meinung.

(1) Wenn ich in den Spiegel schaue, sehe ich einen alten Mann.

.................................................................................................................................

(2) Ich muss zugeben, dafür nicht geeignet zu sein.

.................................................................................................................................

(3) Ich habe ihm gesagt, man kann mir vertrauen.

.................................................................................................................................

(4) Sie wirft mir vor, dass auf mich kein Verlass sei.

.................................................................................................................................

**(4) Frage bzw. Ausdruck einer Frage oder Alternative**
Wenn die Aussage Ihrer Klientin eine Entscheidungsfrage ist bzw. ausdrückt oder wenn es um eine Alternative geht, ist es ratsam, die Möglichkeiten getrennt zu betrachten und entsprechend zu befragen.

- **Schritt 1:** Möglichkeit 1 ↔ Möglichkeit 2
- **Schritt 2:** Möglichkeiten disputieren. Für jede Möglichkeit wird gefragt: »Was spricht dafür?« Diese Antworten werden dann disputiert.

**Beispiel**

Wäre es angebracht, dass ich meinem Chef meine ehrliche Meinung sage?

| | | | |
|---|---|---|---|
| (1) | Ich sage ihm meine ehrliche Meinung. | ↔ | Ich sage ihm nicht meine ehrliche Meinung. |
| (2) | Was spricht dafür?<br>Stimmt das so? | | Was spricht dafür?<br>Stimmt das so? |

Ich weiß nicht, ob ich das Auto kaufen soll.

| | | | |
|---|---|---|---|
| (3) | Ich kaufe das Auto. | ↔ | Ich kaufe das Auto nicht. |
| (4) | Was spricht dafür?<br>Stimmt das so? | | Was spricht dafür?<br>Stimmt das so? |

Formulieren Sie lediglich die beiden Möglichkeiten (Schritt 1).

(1) Ich habe Zweifel daran, mich jetzt schon zu bewerben.

........................................................................................................

........................................................................................................

(2) Sollen wir unserer Tochter mehr Taschengeld geben?

........................................................................................................

........................................................................................................

(3) Ob ich mich doch einmal röntgen lasse?

........................................................................................................

........................................................................................................

(4) Müsste ich meine Entscheidungen schneller treffen?

........................................................................................................

........................................................................................................

### (5) Metaphorische Aussagen

**Beispiel**

»Der hat von Tuten und Blasen keine Ahnung.«

Meistens besteht der erste Schritt darin, zu erfragen, was die Klientin mit der Aussage meint. Dies kann grundsätzlich geschehen mit den Fragen:

(a) Wie meinen Sie das? Was verstehen Sie darunter?

oder mit der aufgreifenden Konkretisierung

(b) Von was, meinen Sie, hat er keine Ahnung?

Befragen Sie die folgenden metaphorischen Aussagen mit den beiden dargestellten Möglichkeiten. Greifen Sie die Metapher auf und befragen Sie diese in ihrem konkreten Bild.

(1) Der Zug ist abgefahren.

..................................................................................................................

..................................................................................................................

(2) Ich habe Angst, dem nicht gewachsen zu sein.

..................................................................................................................

..................................................................................................................

(3) Ich komme mir vor wie ein begossener Pudel.

..................................................................................................................

..................................................................................................................

(4) Er ist eine echte Niete.

..................................................................................................................

..................................................................................................................

 

Nachdem das Problem mit einer Situationsanalyse (z. B. ABC-Schema) fokussiert ist, wird ein Bereich zur Prüfung, d. h. zur Disputation, herausgegriffen. Gehen Sie hierbei wie folgt vor.

**Gedanken**

Ihre Klientin äußert im Gespräch eine Meinung, stellt eine Behauptung auf, gibt eine Erklärung für etwas usw. – sie stellt eine Frage. Sie bezeichnet dies als ein bzw. ihr Problem. Der Zusammenhang mit unerwünschten Gefühlen und Handlungen ist deutlich.

- ✔ Sie können als Therapeutin direkt mit dem Disputieren des entsprechenden Gedankens beginnen (empirisch, logisch, hedonistisch, evaluativ; Prüfen durch zwei Fragen).

**Gefühle**

Ihre Klientin bringt ein unangenehmes Gefühl ein, das sie in dieser Weise nicht haben möchte.

- ✔ Sie erfragen den Zusammenhang mit zugrunde liegenden Gedanken bzw. Sichtweisen, die Sie dann disputieren können.

**Handlungen**

Ihre Klientin erzählt von einer unerwünschten Handlung.

- ✔ Sie erfragen den Zusammenhang mit zugrunde liegenden Gedanken bzw. Sichtweisen, die Sie dann disputieren können.

**Körperreaktionen**

Ihre Klientin berichtet von unerwünschten körperlichen Reaktionen.

- ✔ Sie erfragen den Zusammenhang mit zugrunde liegenden Gedanken bzw. Sichtweisen, die Sie dann disputieren können.

**Geschichte(n)**

Ihre Klientin erzählt Erlebnisse, Geschehensabläufe, spricht von Gegebenheiten, von einer oder mehreren miteinander verbundenen Situationen. Sie strukturieren das Gesagte.

- ✔ Sie stellen fest oder erfragen, ob das Gesagte sich aus verschiedenen, gewissermaßen eigenen Geschichten zusammensetzt – auch wenn diese miteinander zusammenhängen.
- ✔ Sie erfragen, in welchem Ablauf, in welcher Geschichte das größte Problem für die Klientin liegt.
- ✔ Sie erstellen mit Ihrer Klientin ein vorläufiges, grob orientierendes ABC-Schema.

 

Tragen Sie eine mögliche erste Frage zur Aussage der Klientin ein. Zielen Sie mit dieser auf dahinter liegende oder begleitende Gedanken ab. Wenn die Klientin von einem Gefühl berichtet, steuern Sie nicht auf etwaige äußere Auslöser zu, sondern erfragen Sie die Gedanken, die damit zusammenhängen bzw. dieses Gefühl bedingen.

Gedanken: »Dafür bin ich absolut ungeeignet.«

............................................................

............................................................

Gefühle: »Ich bin dann stinksauer.«

............................................................

............................................................

Handlungen: »Ich habe ihn übel beschimpft.«

............................................................

............................................................

Körperreaktionen: »Da bin ich knallrot geworden.«

............................................................

............................................................

Geschichten: »Mein Chef hat mich heute wieder mal richtig runtergemacht. Das war so frustrierend! Und ich, ich Feigling, habe nichts gesagt. Doch, ich habe ›na ja‹ gesagt. Dafür habe ich studiert und promoviert, um ›na ja‹ sagen zu können! Und das Schlimmste: Ich habe das zu Hause meiner Frau erzählt und sie meinte, ich sei selbst dran schuld. Kein Verständnis, kein Mitfühlen!«

............................................................

............................................................

............................................................

**Fakten**

Wenn wir »Fakt« definieren wollen und recherchieren, finden wir: ein tatsächlich bestehender Umstand, unumstößliche Tatsache, etwas Tatsächliches, Verifiziertes, also etwas Überprüftes und für richtig Befundenes. Eine *Tatsache* wird als ein wirklicher, nachweisbarer, bestehender, wahrer oder anerkannter Sachverhalt verstanden.

Wenn Sie Ihrer Klientin diese Herkunft erklären, können Sie vor diesem gemeinsamen Hintergrund in liebenswerter Ironie kommentieren:

»Na ja, eine Tatsache ist immerhin, aber auch doch nur, eine Tat-Sache, etwas, das getan wurde. Tja, und das Getane muss nicht das unumstößlich Richtige und Überprüfte sein.«

**Stimmt das so?**

Wenn Sie die prüfende Grundfrage »Stimmt das (genau) so?« alleine stellen, ist es ratsam, weitere Fragen in petto zu haben bzw. diese gleich anzuschließen. Oder Sie stellen nur diese Fragen. Die Grundfrage allein führt leicht zu unscharfen, abschweifenden Antworten.

Ergänzende oder stellvertretende Fragen lauten:

- Beruht Ihr Wissen auf Erfahrung?
- Haben Sie das irgendwo gelernt?
- Woher wissen Sie das?
- Wie kommen Sie darauf?
- Wo steht das geschrieben?
- Würden andere, auf deren Urteil wir vertrauen können, das auch so sehen?
- Ist das realistisch?
- Darf man dieser Aussage – genau so, wie sie ist – vertrauen?
- Haben Sie das aus einer wirklich verlässlichen Quelle?
- Ist das sachlich?
- Ist das realistisch?
- Wenn für Sie / wenn für einen anderen / wenn für mich sehr viel davon abhängen würde: Würden Sie Ihre Sichtweise, Ihre Meinung ganz genauso beibehalten?
- Können Sie Ihre Meinung sachlich, gewissermaßen wissenschaftlich beweisen?
- Wer kann Ihre Meinung wirklich beweisen?
- Würden Sie bei einer Wette um die Richtigkeit dieses Faktes Ihr gesamtes Vermögen einsetzen – ich meine wirklich Ihr gesamtes Vermögen?
- Oder, wenn wir gerade bei solchen Vorstellungen sind: Würden Sie die Hand dafür ins Feuer legen? Im Mittelalter gab es Feuerurteile. Der Angeklagte musste seine Hände ins Feuer legen. Verbrannten sie nicht, so hatte er mit seiner Schilderung Recht und war unschuldig. Je stärker mögliche Verbrennungen waren, umso härter fiel die Strafe bei der Verurteilung aus.

Suchen Sie für jedes Statement der Klientin zwei Fragen aus der vorangegangenen Zusammenstellung oder finden Sie eine eigene zum empirischen Befragen.

»Ich war fünf Jahre lang bei einer Psychoanalyse, viermal in der Woche; im Urlaub war ich nur, wenn mein Analytiker selbst Ferien hatte oder nicht da war. Und was hat es mir gebracht? Gar nichts! Null! Null Komma null null!«

..............................

..............................

»Früher war an Weihnachten immer Schnee.«

..............................

..............................

»Ich hätte wissen können, dass ich zu lange in der Sonne gelegen habe.«

..............................

..............................

»Ich habe Angst, mich zu trennen, weil ich es allein im Leben nicht schaffe.«

..............................

..............................

»Ich würde gern Klavier spielen können. Aber leider bin ich mit 59 zu alt, um es noch zu lernen.«

..............................

..............................

»Man muss einmal am Tag, am besten morgens, duschen.«

..............................

..............................

Das Wort *Empirie* kommt vom altgriechischen *empeiría*: Erfahrung, Erfahrungswissen. Es bezeichnet eine systematische Sammlung von Daten bezogen auf eine Fragestellung. Mit Empirie werden auch die Erkenntnisse aus diesen Daten bezeichnet. Wenn man z. B. sagt: »Das widerspricht der Empirie«, dann meint man damit, dass bestimmte Aussagen oder Thesen aufgrund der gewonnenen Daten nicht haltbar sind.

**Definition**

Eine **empirische Unrichtigkeit** oder ein **empirischer Fehler** beziehen sich auf eine Behauptung, die der Erfahrung entsprechend so nicht aufrechterhalten werden kann.

Mit dem hier beschriebenen Vorgehen betrachten Sie bestimmte Ihrer Meinungen und Ansichten und untersuchen, ob diese Ihren Erfahrungen und denen anderer Menschen genau so entsprechen.

Die Prüf-Frage lautet: *Hält die Auffassung der allgemeinen Erfahrung stand?* Unter diesem Aspekt beleuchten Sie im Gespräch mit Ihrem Therapeuten bzw. Ihrer Therapeutin die jeweils ausgesuchte Aussage. Sollten Sie eine Unrichtigkeit finden, verändern Sie anschließend die Aussage so, dass sie auf »richtigen« Erfahrungen aufbaut.

**Wichtig**

Halten Sie sich immer vor Augen: Es geht letztendlich nicht um die formale Entscheidung, ob eine Aussage »richtig« oder »korrekt« ist. Es geht darum, empirisch unzutreffende Aussagen nicht weiter am Leben zu halten, weil solche Ihr Handeln und Ihre Gefühle in ungewünschte Richtungen führen könnten.

Lesen Sie zum besseren Verständnis folgende Beispiele laut.

- »Jedes Mal, wenn ich in Urlaub fahre, werde ich krank.«
  → Wirklich jedes Mal?
- »Wenn ich zu der Party ginge, würde ich wieder allein blöd rumstehen.«
  → Hast du bei solchen Partys bisher tatsächlich immer die ganze Zeit allein herumgestanden? Bist du bisher immer »blöd« herumgestanden?
- »Die Prüfung schaffe ich garantiert nicht.«
  → Gibt es vergleichbare Prüfungen, wirklich vergleichbare, die du bisher allesamt nicht geschafft hast? Und die Hauptfrage: Kannst du in die Zukunft schauen? Bist du ein Hellseher? Gemeint ist dabei nicht dein Gefühl bezüglich der Prüfung. Gemeint ist: Kannst du wirklich in die Zukunft schauen?
- »Ich bin erkältet und habe mich garantiert bei Frau H. angesteckt«.
  → Garantiert? Kannst du dich, obwohl Frau H. erkältet ist, nicht tatsächlich auch woanders angesteckt haben?

 

Erklären Sie in eigenen Worten: Worum geht es bei der Befragung eines bestimmten Gedankens, einer bestimmten Meinung auf *empirische Richtigkeit*?

........................................................................................................................

........................................................................................................................

........................................................................................................................

........................................................................................................................

........................................................................................................................

........................................................................................................................

........................................................................................................................

Im Gespräch mit Ihrer Therapeutin bzw. Ihrem Therapeuten haben Sie einen Gedanken entdeckt, der in dieser Weise logisch nicht haltbar ist.

- Der *erste wichtige Schritt* ist gemacht: Sie stellen es fest, Sie erkennen es.
- Im *zweiten Schritt* geht es darum, diese Unrichtigkeit anzuerkennen. »Ja, stimmt, das passt nicht zusammen, das ist unlogisch.«
- Der *dritte Schritt* heißt: »Was gilt es an meinen Aussagen zu ändern, damit sie logisch zusammenpassen und aufeinander aufbauen?«

Sollten Sie an sich bemerken, dass Sie etwas unwirsch sind, leicht genervt und keineswegs erfreut, diese Unstimmigkeit festgestellt zu haben, so ist das eine von uns Menschen häufig gezeigte Reaktion. In der »Verteidigung« neigen wir dazu, ausgesprochen unsachlich zu reagieren.

**Beispiel**

K: Also, ich habe da ganz klare politische Vorstellungen: Es müssen viel mehr Straßen gebaut werden, in vielen Bereichen müssen die Sozialleistungen deutlich angehoben werden, die Renten müssen erhöht werden, der Wehretat muss dringend aufgestockt werden und die Steuern müssen deutlich gesenkt werden.

T: Wie kann man denn diese vielen Zusatzausgaben finanzieren, wenn gleichzeitig die Steuern gesenkt werden sollen und damit weniger Einnahmen in die Staatskasse fließen?

K: Was weiß ich … ich bin kein Politiker!

Hier folgt, auf einen möglichen Widerspruch angesprochen, die ausweichende, leicht ärgerliche Entgegnung: »Was weiß ich … ich bin kein Politiker!«

Die Nicht-Logik lässt sich oftmals – zumal bei relativ festgelegten Argumentationen – nicht sofort auflösen. So schnell, von eben auf jetzt, lassen sich festgefügte Meinungsketten nicht umformulieren. Geben wir uns also etwas Zeit. Wie wäre es mit folgenden Perspektiven:

K: Ja, interessant, das ist nicht logisch. Hinter meinen Sätzen stehen jedoch wichtige Auffassungen. Ich möchte mit Ruhe überlegen, das auch gern im Dialog laut werden lassen und entwickeln. Bis ich meine neue Position gefunden habe, ziehe ich meine bisherigen Behauptungen und eventuelle Schlussfolgerungen erst einmal zurück. Wie hieß es früher in einem Fernsehquiz? Ich bitte um Bedenkzeit.

K: Ja, wäre schön, wenn das alles machbar wäre. Ich bin zwar kein Politiker – das stimmt –, doch ich erkenne, dass meine Wünsche, eigentlich meine Forderungen, so wahrscheinlich nicht umgesetzt werden können. Logisch passt das zunächst nicht zusammen, weil all das mehr Geld kostet und gleichzeitig weniger eingenommen werden soll. Ich kann diese Forderung, ja diese Parole, so zunächst einmal nicht aufrechterhalten. Bis ich einen Weg gefunden habe, der passender erscheint, ziehe ich meine – ich sage einmal – Besserwisserei zurück. Ja. Fühlt sich ganz gut an, stärkt mich sogar irgendwie.

 

Meine entdeckte nicht-logische Aussage lautet:

................................................................................................................................

................................................................................................................................

Bezogen auf Ihre Aussage, kreuzen Sie bitte an: (↓) Zustimmung / (↑) keine Zustimmung

- ☐ Ich erkenne, dass das, was ich gesagt habe, so logisch nicht aufrechtzuerhalten ist.
- ☐ Ja. Okay, keine zeitraubende Verteidigung, keine Energieverschwendung.
- ☐ Ich bin froh, dass wir diesen Logik-Mangel im Gespräch aufgedeckt haben.
- ☐ Unlogische Aussagen stehen auf wackligen Beinen, auch wenn sie sich manchmal erstaunlich lange halten können.
- ☐ Ich halte es nicht für erstrebenswert, logische Unrichtigkeiten zu verschleiern.
- ☐ Ich möchte meine Lebensauffassungen, dazu gehört auch die geäußerte Meinung, auf konstruktive und logische Füße stellen.
- ☐ Ich möchte keinen Selbstbetrug begehen.

Unlogisch in meiner Aussage ist:

................................................................................................................................

................................................................................................................................

................................................................................................................................

................................................................................................................................

................................................................................................................................

**Glücksbefragung**

**Definition**

Das altgriechische Wort *hēdonē* bedeutet: Vergnügen, Lust, Freude. Alltagssprachlich wird der Begriff *Hedonismus* benutzt für eine Lebenseinstellung des Strebens nach Genuss und Sinneslust, zur Vermeidung von Schmerz und Leid. Er wird hier vorwiegend auf den kurzfristigen »Lustgewinn« bezogen.

In der *hedonistischen Disputation* stellen Sie einen deutlichen Bezug zu Ihren Werteorientierungen her, zu dem, was Ihnen im Leben wichtig ist. Aus der Forschung wissen wir, dass das Empfinden von Glück in hohem Maße davon abhängt, wie wir Situationen in unserem Leben einschätzen, wie wir sie erleben, wie wir dazu stehen; das bedeutet anders gesagt: wie und was wir über Situationen denken.

Gehen Sie also mit Interesse, Lust und Spaß an die Untersuchung Ihrer Denkinhalte heran. Vielleicht finden Sie Gedanken, die nicht in der Funktion Ihres Glücklichwerdens stehen, die Ihnen den Weg dorthin erschweren oder verbauen. Beginnen Sie also Ihre »Glücksbefragung«.

Wählen Sie einen Ihrer Gedanken aus, den Sie mit einer *hedonistischen Disputation* untersuchen wollen.

..............................................................................................................................

..............................................................................................................................

Beantworten Sie die aufgeführten Fragen mündlich Ihrer Therapeutin oder Ihrem Therapeuten. Fassen Sie dann die Antworten zu einer Gesamtantwort schriftlich zusammen.

Prüfen Sie den ausgesuchten Gedanken auf *Funktionalität*:

(1) Ist mein Gedanke *hilfreich?* – Inwiefern ja? Inwiefern nein?

(2) Ist mein Gedanke hilfreich für mein …/ dafür, dass ich …? – Inwiefern ja? Inwiefern nein?

(3) Hilft mir mein Gedanke, bestimmte Werte oder Werteorientierungen umzusetzen? Hilft er mir, diesen zumindest näher zu kommen? Hilft er mir, bestimmte Ziele zu erreichen oder diesen näherzukommen? – Inwiefern ja? Inwiefern nein? In welcher Weise ist er hilfreich? In Bezug auf welche Ziele oder Werteorientierungen ist er hilfreich?

(4) Hilft mir mein Gedanke, unerwünschte Verhaltensweisen nicht zu zeigen, unerwünschte Gefühle nicht zu empfinden? Inwiefern ja? Inwiefern nein? Welche Verhaltensweisen? In welcher Weise ist er hilfreich?

(5) Hilft mir mein Gedanke, mich wohl zu fühlen? – Inwiefern ja? Inwiefern nein?

Beantworten Sie die Fragen nach Aufwand/Kosten-Nutzen.
(1) Bringt der Gedanke Vorteile, bringt er Nachteile mit sich?
(2) Ist der Gedanke nützlich?
(3) Welchen Aufwand zieht der Gedanke nach sich?

Mein Gedanke bringt also welchen Nutzen mit sich?

| ☐ | ☐ | ☐ | ☐ | ☐ | ☐ | ☐ | ☐ | ☐ | ☐ |
|---|---|---|---|---|---|---|---|---|---|
| 1 | 2 | 3 | 4 | 5 | 6 | 7 | 8 | 9 | 10 |
| sehr geringer Nutzen | | | | | | | | | sehr großer Nutzen |

Welchen Aufwand benötigt mein Gedanke?

| ☐ | ☐ | ☐ | ☐ | ☐ | ☐ | ☐ | ☐ | ☐ | ☐ |
|---|---|---|---|---|---|---|---|---|---|
| 1 | 2 | 3 | 4 | 5 | 6 | 7 | 8 | 9 | 10 |
| sehr niedriger Aufwand | | | | | | | | | sehr hoher Aufwand |

Kreuzen Sie Ihre »Bilanz« an:

| | |
|---|---|
| ☐ unattraktive Bilanz: | sehr hoher Aufwand / sehr geringer Nutzen |
| ☐ attraktive Bilanz: | sehr geringer Aufwand / sehr großer Nutzen |
| ☐ (»trotzdem«) lohnenswert: | sehr hoher Aufwand / sehr großer Nutzen |

Fassen Sie Ihre *hedonistische Disputation* schriftlich zusammen.

..............................................................................................................................

..............................................................................................................................

..............................................................................................................................

..............................................................................................................................

..............................................................................................................................

..............................................................................................................................

..............................................................................................................................

**Wichtig**

Fragen stellen die »Perlen« eines Dialogs dar; sie sind die markanten Entscheidungsweichen.

Es ist wichtig, sich das große Spektrum an Fragen vor Augen zu führen, um so eine kompetente klienten- und situationsangebrachte Auswahl treffen zu können.

**Explorationsfragen**
Sie dienen dem Verständnis und Nachvollziehen bestimmter Probleme, Situationen, Zusammenhänge und Geschehensabläufe.
- Wer, (seit) wann, wie oft, wo …?

**Analytische Fragen**
- Woraus schließen Sie das?
- Was meinen Sie, wie hängt das zusammen?

**Bewertungsfragen**
- Wie finden (fänden) Sie das?
- Wie ist das für Sie?

**Schlussfolgernde Fragen**
- Denn sonst …?
- Was wäre dann?

**Synthetische Fragen**
- Was schließen Sie daraus?
- Was ergibt sich für Sie daraus?

**Verständnisfragen**
- Darf ich noch einmal fragen, wie Sie das genau meinen?
- Verstehe ich Sie richtig, dass Sie sagen …?

**Empirie prüfende Fragen**
- Wie wahrscheinlich ist das, wird das sein?
- War das genau so, wie Sie es beschreiben?

**Logik prüfende Fragen**
- Woraus schließen Sie das?
- Passt das zusammen?

 

**Die Funktion(alität) prüfende Fragen**

- Hilft Ihnen das?
- Hilft Ihnen das, Ihrem Ziel näher zu kommen?
- Was ist die Funktion von …?

**Den Hedonismus prüfende Fragen**

- Hat das einen Nutzen für Sie?
- Hilft Ihnen das?

**Werteorientierungen prüfende Fragen**

- Entspricht das Ihren Werteorientierungen?
- Liegt das auf dem Weg Ihrer Werte?
- Passt das zu Ihren moralischen Normen?

**Induktive Fragen**

- Kann man, können Sie aus den Erfahrungen, die Sie geschildert haben, ein allgemeines Muster oder eine Regel ableiten?
- Wenn Sie diese Erfahrung verallgemeinern – wie könnte dann die These lauten?

**Deduktive Fragen**

- Können Sie aus der allgemeinen Regel, aus dem allgemeinen Muster bestimmte Einzelfälle ableiten bzw. erklären?
- Diese allgemeine Erkenntnis vorausgesetzt – was bedeutet das für den vorliegenden Fall?

**Spiegelnde Fragen**

- Das wirkt auf mich … Spüre ich das richtig?
- Höre ich Sie sagen, dass …?

**Suggestive Fragen**

- Sie wollen doch bestimmt auch …, oder?
- Meinen Sie nicht auch, dass …?

**Rhetorische Fragen**

Kennzeichnend ist eine Frageform, die nicht als Frage gemeint ist. Sie ist eher ein Ausruf.

- Wie lange wollen Sie …!
- Wie oft soll das noch …!

**Konfrontierende Fragen**

- Wieso haben Sie wider besseres Wissen, obwohl wir das letzte Mal lang darüber gesprochen haben, erneut so reagiert?
- Wieso zögern Sie denn immer noch, obwohl wir das jetzt schon mehrfach eingeübt haben?

**Ironische Fragen**

- Wieder haben Sie, anders als von Ihnen vorhergesagt, die Klausur bestens bestanden. Wann dürfen wir denn hoffen, dass Sie endlich einmal Recht haben und durchfallen?
- Sie sagen, Ihnen sei nicht zu helfen. Dann brauchen wir auch unsere wertvolle Zeit nicht damit zu vergeuden.

**Übung zu den verschiedenen Fragearten**

Schreiben Sie die Art der Frage hinter die gestellte Frage.
*»Sie sagen, dass Ihre Frau viel zu wenig auf Sie eingeht.«*

(1) Seit wann ist das so? ..........

(2) Und das macht Sie ärgerlich? ..........

(3) Was meinen Sie mit »auf Sie eingeht«? ..........

(4) Ob sie vielleicht neben Ihnen eingeht? ..........

(5) Was schließen Sie daraus? ..........

(6) Wie kann man sich das bloß erklären! ..........

(7) Das wollen Sie wohl nicht? ..........

(8) Passt das zu dem, wie Sie leben möchten? ..........

(9) Kann man aus diesem wiederholten Verhalten schließen, dass Ihre Beziehung keine echte Chance mehr hat? ..........

Formulieren Sie eine Frage für die jeweils angegebene Kategorie.
*»Wer einen Fehler zugibt, zeigt Schwäche.«*

(1) explorativ ..........

..........

(2) schlussfolgernd ..........

..........

(3) suggestiv ..........

..........

 

(4) ironisch ..................................................................................................

..................................................................................................

(5) Verständnis ..................................................................................................

..................................................................................................

(6) konfrontierend ..................................................................................................

..................................................................................................

(7) Werteorientierungen prüfend ..................................................................................................

..................................................................................................

(8) bewertend ..................................................................................................

..................................................................................................

Wenn Ihre Klientin etwas erzählt hat, beginnen Sie als Therapeutin oftmals mit dem Fragenstellen. Das kann weiterführen und hilfreich sein. Sie können auch immer einmal wieder Ihre Klientin dazu anleiten, sich selbst die ersten Prüffragen zu stellen.

- Möchten Sie zu dem, was Sie erzählt haben, sich selbst etwas fragen, etwas überdenken?
- Möchten Sie sich zu dem Gesagten etwas fragen?
- Gibt es konkrete Fragen, die sich für Sie jetzt aufwerfen?
- Der Philosoph Karl Popper sagte einmal, dass es zu viele *ungefragte Antworten* gäbe. Also: Beginnen Sie bitte mit Ihren Fragen.
- Sie haben sich bestimmte Gedanken – wahrscheinlich ist »Ansichten« auch ein passendes Wort – herausgesucht, die in der von Ihnen beschriebenen Situationen besonders entscheidend und richtungsweisend sind. Leider mit Wirkungen, mit denen Sie nicht zufrieden sind. Was wären denn jetzt typische sokratische Fragen an diese einzelnen Ansichten?

Haben Sie weitere Vorschläge für Sätze zur »sokratischen Selbsthilfe«?

........................................................................................................................

........................................................................................................................

........................................................................................................................

........................................................................................................................

........................................................................................................................

........................................................................................................................

 

In letzter Zeit haben Sie mit Ihrer Therapeutin oder Ihrem Therapeuten den Sokratischen Dialog kennengelernt. Damit haben Sie ein wichtiges Vorgehen auch zur Selbsthilfe erfahren.

Welche konkreten Fragen im Sinne der angesprochenen Hilfe zur Selbsthilfe haben Sie gelernt, an sich zu stellen? Welche erleben Sie für sich als wirklich hilfreich?

..........

..........

..........

..........

..........

..........

Suchen Sie aus den von Ihnen aufgeschriebenen Fragen zwei aus, die Sie an ganz konkrete eigene Ansichten stellen möchten.

..........

..........

..........

..........

..........

..........

..........

..........

# Das Leben neu (er)finden

K

Statt eigene unrichtige Anschauungen und Meinungen zu disputieren, statt hinderliche Gedanken zu erkennen und neu zu konstruieren, werden Sie an dieser Stelle mithilfe eines beispielhaften Therapiegesprächs aufgefordert, über den Tellerrand zu schauen und ausgewählte Bereiche oder Teilbereiche Ihres Lebens neu zu entwerfen. Hier kann »neu« auch bedeuten, »anders«, in ausgewählten Aspekten »anders«. Diesen neuen Lebensentwurf können Sie dann in gewohnter Weise auf Stimmigkeit und Nützlichkeit befragen.

T: Wir könnten ein weiteres Problem besprechen, eine Gefühlssituation, unter der Sie leiden, eine Handlung, mit der Sie unzufrieden sind, unerwünschte Gedanken, die nicht vergehen usw. All das höchstwahrscheinlich hilfreich und hoffentlich erleichternd. Oder …

K: Oder was?

T: … Was halten Sie davon, Ihr Leben neu zu erfinden?

K: Mein Leben neu zu erfinden?

T: Ja – oder neu zu finden.

K: Na ja, also …

T: Wir hatten ja gerade ein konkretes Problem besprochen.

K: Richtig.

T: Und meinen Sie, dass Ihr Leben – das, was Sie daran bestimmen oder mitbestimmen können – ansonsten so verläuft, wie Sie sich es wünschen?

K: Nein, das kann ich leider nicht sagen.

T: Sie meinen, es gibt noch andere Probleme.

K: Oh ja, einige. Nicht zu wenige.

T: Jetzt die Zauberfrage: Ist es angesagt, ein Problem nach dem anderen anzugehen oder möchten Sie Ihr Leben neu finden, neu erfinden, neu gestalten, sozusagen ein neues Drehbuch, ein neues Kursbuch schreiben? Zumindest in einigen ausgesuchten Bereichen!

K: Ein Kursbuch …

T: Einen Lebensentwurf, in dem Sie bestimmte Werte, Erfahrungen, Ziele, Wünsche, Selbstbilder – ich weiß nicht, was es noch alles aufzuzählen gilt – in eine neue Richtung bringen. Und *neu* heißt ganz wahrscheinlich nicht: entgegengesetzt. *Neu* heißt: kleine bis größere Veränderungen, andere Ausrichtungen.

Welche Anregungen aus diesem Dialog entnehmen Sie für den Umgang mit Ihren Problemen?

........................................................................................................................

........................................................................................................................

 

## AB 26 Um was geht es wirklich?

Bei Ihrem Gespräch mit Ihrer Therapeutin bzw. Ihrem Therapeuten haben Sie ein Problem benannt. Statt direkt in dessen Bearbeitung einzusteigen, gehen Sie nun auf Suche nach möglicherweise übergeordneten Themen. Wenn es gelingt, diese zu finden, könnten die damit zusammenhängenden »Einzelschauplätze« auf einer umfassenderen Ebene bearbeitet und verändert werden.

Ein Beispiel: Sie haben sich vorgenommen, im Bio-Markt eine Salatgurke zu kaufen und freuen sich schon auf den selbst angemachten Gurkensalat. Doch – es gibt heute keine Gurke. Sie sind enttäuscht und ein wenig traurig. Nachvollziehbar: Ihr Wunsch wird nicht erfüllt. Doch wieso sind Sie ärgerlich? Wieso beschweren Sie sich beim herbeigerufenen Marktleiter mit relativ deftigen Worten? Weil Sie nicht den *Wunsch*, sondern den *Anspruch* haben, dass eine Salatgurke da zu sein hat, und dass Sie als regelmäßiger Kunde das Recht auf eine Gurke haben, solange die Saison dafür andauert. Wenn ein Anspruch nicht erfüllt wird, reagieren wir entsprechend heftig. Ein übergeordnetes Thema könnte lauten: Die Dinge haben – zumindest, wenn es prinzipiell möglich ist – so zu sein und zu laufen, wie ich das will.

Welches Thema, welches Problem, welche Situation haben Sie zum Bearbeiten ausgewählt?

..........................................................................................................................................................

..........................................................................................................................................................

..........................................................................................................................................................

Fallen Ihnen dazu ähnliche Themen und Situationen ein?

..........................................................................................................................................................

..........................................................................................................................................................

..........................................................................................................................................................

..........................................................................................................................................................

..........................................................................................................................................................

..........................................................................................................................................................

Gibt es für diese Themen und Situationen ein übergeordnetes Thema bzw. übergeordnete Themen? Das heißt, geht es in den gefundenen Situationen eigentlich um etwas anderes, etwas »Dahinterstehendes«? Wenn ja, um was?

..........................................................................................................................................................

..........................................................................................................................................................

..........................................................................................................................................................

*Bevor wir die Flecken entfernen, den lockeren Knopf annähen, das Hemd waschen und bügeln, können wir überlegen, ob es überhaupt noch zu unserem gewünschten Kleidungsstil passt und wir es deshalb aufheben und bearbeiten – oder: ob wir uns in Würde davon trennen.*

Tatsächlich kann es bedeutsam sein, uns immer wieder, vor allem in besonderen Zeiten unseres Lebens, zu fragen, was für uns wichtig ist. Wohin wollen wir in unserem Leben gelangen, wie wollen wir unser Leben ausrichten?

Auch diesbezüglich stellen wir die uns bekannte Frage:

- »Stimmt das so?« Im Sinne von: »Will ich da wirklich hin, will ich mein Leben wirklich dahingehend ausrichten«?

Auf der nächsten Seite dieses Arbeitsblatts finden Sie eine Abbildung zum Ausfüllen.

- Bei (1) formulieren Sie, was (welche Lebensausrichtung, welcher Aspekt) Ihnen wichtig ist, was Sie weiter so aufrechterhalten und was Sie ändern möchten.
- Bei (2) überlegen Sie, ob das für Sie relativ einfach umsetzbar ist und erläutern das kurz.
- Bei (3) tragen Sie ein, so es nicht relativ leicht umsetzbar ist, welche *Hindernisse* es für Sie auf Ihrem Weg gibt – äußere wie innere.
- Bei (4) formulieren Sie, wie Sie mit den Hindernissen zielfördernd umgehen könnten/müssten – gedanklich wie handlungsausgerichtet –, um Ihren Weg fortsetzen zu können.

| **(1) Wichtig in meinem Leben ist mir** | **(2) Ist für mich umsetzbar**<br><br>**(3) Hindernisse (äußere, innere)**<br><br>**(4) Andere Umgehensweise** |
|---|---|

- Sie haben unter (4) eine andere Umgehensweise formuliert, z. B. eine andere Perspektive, eine andere Bewertung, eine andere Handlungsweise? Entscheiden Sie nun unter (5): Ist diese für Sie möglich, angemessen, sogar passender/klüger/richtiger? (»Umgehensweise« ist ein interessantes Wort: »Umgehen« bedeutet »mit etwas umgehen« und »etwas umgehen«. Manchmal gehen wir mit etwas um, indem wir es umgehen.)

| **(5) Ist der andere Umgang mit dem Hindernis so möglich?** |
|---|

 

**Werteorientierung**

| (1) Wichtig in meinem Leben ist mir | (2) Ist für mich umsetzbar<br><br>(3) Hindernisse (äußere, innere)<br><br>(4) Andere Umgehensweise |
|---|---|

**(5) Ist der andere Umgang mit dem Hindernis so möglich?**

Nach dem Auswählen einer unangenehmen bzw. problematischen Situation werden Sie angeleitet, wie Sie mit Gedanken, die Ihnen im Wege stehen, umgehen können.

Meine Situation:

..........................................................................................

..........................................................................................

**Im Wege stehen ...**

- Gedanken, Vorstellungen, Meinungen, die mir in dieser Situation – vielleicht auch allgemein – im Wege stehen, lauten:

(1) ..........................................................................................

(2) ..........................................................................................

(3) ..........................................................................................

(4) ..........................................................................................

(5) ..........................................................................................

(6) ..........................................................................................

(7) ..........................................................................................

(8) ..........................................................................................

(9) ..........................................................................................

(10) ..........................................................................................

(11) ..........................................................................................

(12) ..........................................................................................

(13) ..........................................................................................

(14) ..........................................................................................

- Welche der aufgeführten Sätze stehen einer Veränderung deutlich im Wege oder sind für meinen derzeitigen Zustand in besonderer Weise verantwortlich? Schreiben Sie die Nummern auf.

..........................................................................................

 

Überlegen Sie nun, inwieweit Sie an die ausgewählten Sätze »glauben«. Füllen Sie die nachstehende Tabelle aus.

| Nr. | Völlig überzeugt | Bin mir ziemlich sicher | Bin mir (nur) relativ sicher | Eigentlich weiß ich das gar nicht | Das stimmt so eher nicht | Kann ich wirklich so nicht weiterhin behaupten |
|---|---|---|---|---|---|---|
| | | | | | | |
| | | | | | | |
| | | | | | | |
| | | | | | | |
| | | | | | | |
| | | | | | | |
| | | | | | | |
| | | | | | | |
| | | | | | | |
| | | | | | | |
| | | | | | | |
| | | | | | | |

▶ Wählen Sie Gedanken aus, bei denen Sie nicht »völlig überzeugt« sind. Suchen Sie nun Argumente, Sichtweisen und Erfahrungen, die belegen, dass Sie die bisherige Aussage tatsächlich nicht aufrechterhalten können.

(1) ..............................................................................................................

..............................................................................................................

(2) ..............................................................................................................

..............................................................................................................

(3) ..............................................................................................................

..............................................................................................................

(4) ..............................................................................................................

..............................................................................................................

(5) ..........................................................................................................

..........................................................................................................

(6) ..........................................................................................................

..........................................................................................................

(7) ..........................................................................................................

..........................................................................................................

(8) ..........................................................................................................

..........................................................................................................

**Tipp**

Nehmen Sie für Ergänzungen ein leeres Blatt Papier.

▶ Gibt es Gedanken – um auch diese Seite nicht zu vergessen –, bei denen Sie nicht »völlig überzeugt« angekreuzt haben, die aber richtigerweise in dieser Form zu behalten sind? Suchen Sie dafür Argumente, Sichtweisen und Erfahrungen, welche die Aufrechterhaltung belegen.

(1) ..........................................................................................................

..........................................................................................................

(2) ..........................................................................................................

..........................................................................................................

(3) ..........................................................................................................

..........................................................................................................

 

▶ Der Lohn Ihrer Arbeit: Formulieren Sie aufgrund Ihrer Überlegungen einzelne Sätze neu; lassen Sie alle Ergebnisse Ihrer Diskussion darin einfließen. Die neuen Sichtweisen sollten stimmig und verlässlich sein. Barrieren – also Gedanken, die im Wege standen – sind aufgelöst oder sachlich ausgedrückt. Verbleibende Hindernisse werden von Ihnen akzeptiert, kreativ umgangen oder integriert in Ihre Handlungen.

(1) ..........................................................................................

..........................................................................................

(2) ..........................................................................................

..........................................................................................

(3) ..........................................................................................

..........................................................................................

(4) ..........................................................................................

..........................................................................................

(5) ..........................................................................................

..........................................................................................

(6) ..........................................................................................

..........................................................................................

(7) ..........................................................................................

..........................................................................................

(8) ..........................................................................................

..........................................................................................

In Ihrer bisherigen Disputation – im Rahmen von Gesprächen mit Ihrer Therapeutin bzw. Ihrem Therapeuten und dem Bearbeiten von diesbezüglichen Arbeitsblättern – haben Sie bei Ihren Gedanken Verzerrungen und Unrichtigkeiten festgestellt. Hierbei geht es meistens eigentlich nicht um die formale Frage, ob etwas richtig oder falsch ist. Vielmehr geht es darum, dass unangemessene Sichtweisen zur Vergrößerung emotionaler Probleme beitragen und unproduktives Verhalten begünstigen. So konnten Sie erfreulicherweise bestimmte Gedanken-Irrtümer entdecken. Jetzt haben Sie die Chance, die Früchte Ihrer Arbeit gedeihen zu lassen. Formulieren Sie die entsprechenden Gedanken so um, dass sie sich angemessen mit der Realität in Übereinstimmung bringen lassen und sich in ihrer Funktion hilfreich für Ihre Lebenswerte zeigen.

**Neukonstruktionen**

Die neu konstruierten Gedanken möchte ich wie folgt ausdrücken:

(1) ..................................................

..................................................

(2) ..................................................

..................................................

(3) ..................................................

..................................................

(4) ..................................................

..................................................

(5) ..................................................

..................................................

(6) ..................................................

..................................................

 

Zur Verfestigung der bei der Klientin neu herausgearbeiteten, förderlichen Ideen und zur Prüfung vorhandener Ressourcen können Sie die Technik *Advocatus diaboli* (Anwalt des Teufels) einsetzen. Diese ermöglicht es, Unsicherheiten und Rückfallgefährdungen zu entdecken und zu bearbeiten.

Zwei Grundargumentationen lassen sich unterscheiden:
(1) Die ursprüngliche Sicht, also die bisherige Meinung, ist die richtige und stimmige.
(2) Es mag an der neu erarbeiteten Sichtweise schon etwas dran sein, aber eigentlich ist die bisherige doch die stimmigere und richtige.

Spielen Sie die bisherige Meinung, die sich als nicht stimmig und nicht hilfreich in der Disputation erwiesen hat, noch einmal ein. Erfragen Sie damit die Überzeugung bzgl. der neuen Sichtweise.

**Tipp**

Führen Sie die Technik nicht zu früh, nicht unmittelbar nach dem Ende der Disputation durch. Die neue Erkenntnis sollte sich erst einmal »setzen«.

»Meinen Sie nicht, dass Ihre bisherige Meinung, Ihre bisherige Sichtweise, die doch richtige und stimmige ist? Zumindest stimmiger als die neue?«

**Beispiel**

Bisheriger Gedanke: »Sie kommt sowieso wieder zu spät.«

Neuer Gedanke: »Ob sie zu spät kommt, kann ich vorher nicht wissen; ich kann nicht in die Zukunft schauen. Aufgrund der Erfahrung mit ihr bisher besteht eine relativ hohe Wahrscheinlichkeit, dass sie zu spät kommen wird.«

Therapeutin: »Ja, klar können Sie nicht in die Zukunft schauen, und wer weiß, vielleicht ist sie morgen einmal pünktlich. Aber das ist doch extrem unwahrscheinlich, oder? Es bleibt Fakt: Sie wird morgen sowieso wieder zu spät kommen. Stimmt's?«

Wenden Sie den *Advocatus diaboli* an.

**(1) Bisheriger Gedanke:** »Ich sehe mich jetzt schon zu meinem Vortrag nach vorne gehen und beim ersten Satz stottern. Ich stottere immer beim Beginn.«

**Neuer Gedanke:** »Ich habe in der Disputation herausgefunden, dass ich am Anfang eines Vortrags keineswegs immer stottere. Weil ich die Worte – gerade zu Beginn – vorbereiten und auswählen und solche umgehen kann, die mir schwerfallen, habe ich bisher zu Anfang wenig bis gar nicht gestottert. Nun kann ich nicht, wie wir festgestellt haben, in die Zukunft sehen. Aber aus der Vergangenheit kann ich schließen: Es ist eher unwahrscheinlich, dass ich beim ersten Satz stottern werde.«

Advocatus diaboli:

............................................................

............................................................

............................................................

**(2) Bisheriger Gedanke:** »Ich bin schon als Versager geboren.«

**Neuer Gedanke:** »Man kann, sozusagen genetisch, nicht als ›Versager‹ geboren werden. Außerdem ist ›Versager‹ so eine allumfassende Bezeichnung, dass sie in dieser Form nicht gültig sein kann. Ja, ich habe mich in einigen Lebenssituationen schwergetan und auch bestimmte Ziele nicht erreicht. Dennoch: Ich habe nicht auf allen Ebenen versagt. Und: Was die Zukunft betrifft, habe ich durchaus Chancen und Möglichkeiten, die mir per Geburt keineswegs verbaut sind.«

Advocatus diaboli:

............................................................

............................................................

............................................................

 

# AB 31 Meine Vornahme

Ich möchte mir etwas vornehmen, etwas, das mir sehr wichtig ist. Durch die Disputation habe ich eine neue Perspektive gefunden. Diese gewonnene Erkenntnis möchte ich zukünftig umsetzen. Das ist mir ein sehr persönliches Anliegen, eine Herzensangelegenheit. Ich unterstreiche und unterschreibe diese Vornahme mit meinem Vornamen.

Mein Vorname: ...............................................

Meine Vornahme: ...................................................................................................................

..........................................................................................................................................

..........................................................................................................................................

..........................................................................................................................................

**Wichtig**

- Diese neue Sichtweise nehme ich mir zu Herzen.
- So möchte ich mein Leben umsetzen.
- Das bin ich mir wert.

Datum: ...............................................

Unterschrift (Vorname): ...............................................

# 5 Hilfreiche Interventionen zur Gesprächsführung

## 5.1 Einführung

Empathie, aktives Zuhören, Beziehungsaufbau: Diese Fertigkeiten spielen bei allen therapeutischen und beratenden Gesprächen eine große Rolle – so auch im Sokratischen Dialog. In diesem Kapitel wird das Schwergewicht auf besondere Techniken zur Sokratischen Gesprächsführung gelegt. *Gesprächsführung* drückt die klare Absicht der Therapeutin aus, das Gespräch zu führen. Und wie diese Führung umgesetzt wird, das lässt eine große Bandbreite zu: angefangen von einer straffen, direktiven Lenkung bis hin zu dem stillen Entschluss, die Klientin sich ihrem Erzählen und Erleben selbst zu überlassen – doch nur so lange und im Rahmen dessen, wie es die Therapeutin für angemessen und hilfreich hält. In einer Metapher veranschaulicht: Die Therapeutin hält die Zügel der Führung und Lenkung in ihren Händen. Ob sie die Zügel straff anzieht oder lockerlässt, ob sie und welche Richtungen sie vorgibt, das entscheidet sie nach bestem Dafürhalten zum Wohl der Klientin.

Das *Was* und das *Wie* in einem Dialog haben unscharfe Grenzen und damit eine bedeutsame Schnittmenge, doch steht in diesem Kapitel mehr das *Wie* im Vordergrund. Auch sind die hier benannten Techniken nicht an bestimmte Phasen des Gesprächs gebunden. Sie sind benennbar, somit absichtlich einsetzbar und können entscheidend dazu beitragen, den Sokratischen Dialog ergebnisorientiert und effektvoll zu gestalten. Gezielt können sie zur verbalen und non-verbalen Lenkung eingesetzt werden.

## 5.2 Arbeitsmaterial

**AB 32 Bestätigen**
Auf diesem Arbeitsblatt werden der Therapeutin Möglichkeiten aufgezeigt, wie sie bestimmte Aussagen der Klientin »gutheißen«, d. h. belohnen und bestätigen kann, ohne damit ihre persönliche Meinung einzubringen.

**AB 33 Konkretisieren**
Hier wird aufgezeigt, wie die Therapeutin relativ unmittelbar erfragen kann, was die Klientin unter einem von ihr gebrauchten Begriff versteht. Damit macht die Therapeutin bewusst, dass viel benutzte Wörter uns nicht in den Irrglauben führen, jeder würde hierunter das Gleiche verstehen, dass »man« also weiß, was »man« damit verbindet.

**AB 34 Verkettungen auflösen**
Diese Intervention basiert auf der rhetorischen Technik des *Aktiven Sondierens* (Lotz, 2012). Die Therapeutin trainiert sich darin, einzelne Komponenten einer Aussage zu identifizieren und unterschiedlich darauf einzugehen. Dies gilt für Aussagen, die der Klientin von anderen entgegengebracht werden, wie für Gedanken im Rahmen ihres inneren Selbstgesprächs (Lotz, 2020a). Zum Verdeutlichen wird eine Passage aus Platons Gorgias (466b–d) wiedergegeben.

**AB 35 Wiederholen**
Das Wiederholen ist eine Grundtechnik in der Gesprächsführung. Aussagen werden noch einmal reflektiert. Die Therapeutin lernt auf diesem Arbeitsblatt verschiedene Formen des Wiederholens kennen – von der zustimmenden Bekräftigung bis zum kritischen Anzweifeln – und übt deren Anwendung.

**AB 36 Zusammenfassen**
Die konstruktiven Wirkungen des Zusammenfassens werden oftmals unterschätzt. Die Therapeutin wird angeleitet, diese effektive Vorgehensweise »in der Hitze des Gesprächs« nicht zu vergessen und

damit das von der Klientin Eingebrachte zu strukturieren und – wenn gewollt – in eine Richtung zu lenken.

**AB 37 Zusammenführen**
Das Arbeitsblatt zeigt auf, wie die Therapeutin Aussagen zu einem Thema, die im Gespräch verstreut sind, zusammenrücken und damit zusammenführen kann. Dadurch gehen zusammengehörende Informationen nicht unter und können der Klientin verdichtet dargelegt werden.

**AB 38 Wörtlich nehmen**
Die auf diesem Arbeitsblatt beschriebene Technik zeigt der Therapeutin, wie sie Aussagen der Klientin wortgenau aufnehmen und die Kraft des Moments nutzen kann. Sie öffnet der Klientin damit einen ungewohnten Weg, um mögliche neue Impulse oder Ressourcen zu entdecken und/oder zu aktivieren. Diese neuen Impulse können durch die Verwirrung des Wörtlich-Nehmens entstehen, weil die Klientin – vielleicht noch nie – in diese Richtung gedacht bzw. weitergedacht hat.

**AB 39 Zustimmend einen Zweifel setzen**
Die Therapeutin wird angeleitet, bezogen auf eine Aussage der Klientin, einen Zweifel zu setzen – doch nicht negativ, nicht ablehnend, vielmehr in zustimmender, empathisch-wertschätzender Weise.

**AB 40 Textmarker**
Das Arbeitsblatt beschreibt eine Technik (Lotz, 2012), wie die Therapeutin ein Wort oder einen Ausdruck innerhalb eines Satzes ihrer Klientin herausgreift und ihm eine besondere Betonung verleiht. Durch diese ungewohnte Hervorhebung wird ein neuer Wahrnehmungsprozess eingeleitet und damit eine andere Perspektive bzw. eine Disputation des Gesagten angeregt. Das Vorgehen kann der Klientin gegenüber deutlich fokussiert oder wie scheinbar nebenbei angewendet werden.

**AB 41 Verbal-Absätze**
Die Therapeutin wird angeregt und aufgefordert, durch absichtliche Pausen dem Gespräch mit der Klientin eine deutlichere Struktur zu geben und somit zu helfen, dass die Inhalte – besonders wichtige Details – besser erinnert werden können.

**AB 42 Unterbrechen**
Hier erhält die Therapeutin wichtige Tipps, wie sie die ausgewählte Technik – und im therapeutisch-beratenden Gespräch ist Unterbrechen als solche zu verstehen – wirksam umsetzen kann.

**AB 43 Körpersprache**
Die Therapeutin wird angeregt, auf die Körpersprache zu achten – bei sich wie bei der Klientin. Diese Ausdrucksform wird in Gesprächen, so auch im Sokratischen Dialog, oftmals zu wenig beachtet, zu wenig bewusst-absichtlich zum Einsatz gebracht.

**AB 44 Sokratischer Stuhl**
Das Arbeitsblatt zeigt der Therapeutin, wie sie die Anwendung der Technik des *Imaginären Dritten* im Sokratischen Dialog einsetzen kann. Sie stellt Fragen oder gibt kommentierende Aussagen von einer anderen Position aus, als eine andere Person, als »Sokrates«. So lernt sie, einerseits als Sokrates auf die Aussagen der Klientin zu reagieren und diese wiederum ihre Reaktionen auf »Sokrates« bekunden lassen; andererseits behält die Therapeutin durch den Rollenwechsel die gewohnte Vertrautheit und verständnisvolle Haltung der Klientin gegenüber bei.

Im Gespräch haben Sie als Therapeutin die einflussreiche Möglichkeit, *positive Verstärkung* einzubringen. Bestimmte Aussagen Ihrer Klientin, wie z. B. neu erarbeitete Erkenntnisse, alternativ-hilfreiche Sichtweisen, produktive Fragen, sinnreiche Handlungsvornahmen, können von Ihnen verbal »gutgeheißen«, also belohnt und bestätigt werden. Beachten Sie bei Ihrem Feedback Folgendes – es sei denn, Sie möchten bewusst davon abweichen: »Belohnt« werden nicht Aussagen, die (bzw. weil sie) Ihren Maßstäben als Therapeutin entsprechen; belohnt werden solche, die auf dem von der Klientin zieldefinierten Weg liegen und diesbezüglich als hilfreich und produktiv zu bezeichnen sind.

Mögliche Sätze zum Bestätigen:

- Ich freue mich für Sie.
- Das haben Sie so gemacht, wie Sie sich das vorgenommen hatten. Nach Ihrem Fokus: Prima!
- Da haben Sie mit einem neuen Verhaltensmuster reagiert, so wie Sie sich das vorgenommen haben.
- Das ist ein wichtiger Schritt auf dem Weg, den Sie für sich neu definiert haben.
- Das ist bestimmt hilfreich für Sie.
- Das ist ein wichtiger Schritt auf Ihrem neuen Weg.
- Da haben Sie so reagiert, wie Sie das wollten.
- Gemäß Ihrer Einschätzung wohl ein Rückschlag.
- Das könnte eine gute Idee für Sie sein.
- Vielleicht ist es ratsam, diesen Vorschlag aufzugreifen.
- Möglicherweise bringt es Ihnen Vorteile, diese Perspektive zu übernehmen.

**Wichtig**

Obwohl Sie sich mit Ihrer eigenen, persönlichen Meinung bedeckt halten, werden dennoch immer wieder Ihre Beurteilungen durchscheinen – allein durch eine Aussage wie »das ist …«, was ja letztendlich *Ihre* Meinung wiedergibt. Und doch: Halten Sie, so gut Sie können, Ihre eigenen Maßstäbe zurück.

Finden Sie bestätigende Aussagen/Antworten, die sich auf die Klientin und deren Fortschritte beziehen. Halten Sie dabei, wie gerade dargelegt, eigene Maßstäbe möglichst zurück.

»Da war ich wirklich tapfer.«

.......................................................................................................................................

»Ich will mir das nicht mehr gefallen lassen.«

.......................................................................................................................................

»Ich habe mich entschlossen, es doch noch einmal zu wagen, eine enge Beziehung einzugehen.«

.......................................................................................................................................

 

»Ich habe gestern endlich beim Prüfungsamt angerufen und alles so erklärt, wie ich es mir zurechtgelegt hatte.«

..............................................................................................................................................

»Mein Vorsatz für das nächste Jahr lautet: abends nach 22:00 Uhr nichts mehr essen.«

..............................................................................................................................................

»Ich will meine Höhenangst angehen.«

..............................................................................................................................................

»Ich möchte mehr nach mir schauen.«

..............................................................................................................................................

»Seit wir uns das letzte Mal gesehen haben, habe ich dreimal – so wie wir das verabredet hatten – für eine Stunde Yoga praktiziert.«

..............................................................................................................................................

»Ich werde mich bei meiner Arbeit nicht mehr aufopfern.«

..............................................................................................................................................

»Nächste Woche suche ich mir einen anderen Hausarzt.«

..............................................................................................................................................

»Meine Frau meint, ich müsse mich mehr ausruhen.«

..............................................................................................................................................

»Meine Eltern wollen, dass ich mir eine eigene Wohnung suche und bis Mitte nächsten Jahres ausziehe.«

..............................................................................................................................................

Durch häufig benutzte Wörter lassen wir uns leicht suggerieren, dass jeder das Gleiche darunter versteht, zumal, wenn es keine Fremd(!)wörter sind. So gehen wir allzu oft – wie selbstverständlich – davon aus, dass unsere Klientinnen bestimmte Wörter in gleicher Weise auffassen wie wir selbst. Und wir meinen, wenn jemand, z. B. die Klientin, ein Wort benutzt, dann wissen auch wir, was sie darunter versteht. Doch wie vielfältige Erfahrungen zeigen, dürfen wir von beidem nicht ausgehen. Trainieren Sie mit den nachfolgend vorgestellten Fragen den Prozess des Konkretisierens.

Grundfragen zum Konkretisieren lauten:

- Was verstehen Sie darunter?
- Was genau/konkret verstehen Sie darunter?
- Was meinen Sie damit?
- Was könnte ich mir darunter vorstellen?
- Wie würde das für Sie aussehen?
- Haben Sie ein konkretes Beispiel dafür?
- Bitte nennen Sie mir ein konkretes Beispiel.
- Bitte nennen Sie mir ein Beispiel dazu aus dem Alltag.

**Beispiel**

Aussage der Klientin: »Ich wäre gern strukturierter.«

Mögliche Antworten der Therapeutin:

- »Ah, ja, strukturierter. Was verstehen Sie darunter?«
- »Und das bedeutet für Sie was?«
- »Und das würde sich wie zeigen?«
- »Und das könnte sich wie zeigen?«
- »Und das müsste sich wie zeigen?«
- »Was bedeutet für Sie ›strukturierter‹?«
- »Wie würde es sich zeigen, wenn Sie strukturierter wären?«
- »Was würde es bewirken, strukturierter zu sein?«
- »Strukturierter als …?«
  K: »Wie ›als‹?«
  T: »Sie sagten: ›Ich wäre gern strukturiert*er*.‹ Deswegen meine Frage: als …?«

Finden Sie für jede Aussage zwei Antworten/Fragen zum *Konkretisieren.*

Ich erlebe mich sehr oft als Versager.

..............................................................................................................................................

..............................................................................................................................................

Diese neue Aufgabe fühlt sich für mich ganz schwammig an.

..............................................................................................................................................

..............................................................................................................................................

Ich muss mich dann erst einmal abreagieren.

..............................................................................................................................................

..............................................................................................................................................

Ich glaube, ich bin zu gutmütig.

..............................................................................................................................................

..............................................................................................................................................

Sehr oft setzt sich eine Aussage, eine Meinung, aus verschiedenen Komponenten zusammen. Diese können sich damit wechselweise verstärken, aber auch unterschiedliche Färbungen bis hin zu gegenläufigen Richtungen aufweisen. Für mehr Klarheit im Gespräch und in der Disputation wird das Erkennen und Entdecken dieser Komponenten trainiert.

**Exkurs**

Sokrates: Unter den Machthabern im Staate also scheinen mir die Rhetoren die geringste Macht zu besitzen.
Polos: Wie? Töten sie nicht, wie die Tyrannen, wen sie wollen, nehmen Vermögen weg und vertreiben aus dem Staate, wie ihnen gut dünkt?
Sokrates: Beim Hunde! Ich weiß doch bei jedem Satz, lieber Polos, den du sprichst, nicht, ob du das selbst sagst und deine eigene Meinung darstellen willst, oder ob du mich fragst.
Polos: Ja, freilich frage ich dich.
Sokrates: Nun gut, mein Lieber: Dann tust du zwei Fragen zugleich an mich.
Polos: Wieso zwei?
Sokrates: Sagtest du nicht eben ungefähr, dass die Redner töten, wen sie wollen, wie die Tyrannen, und Vermögen wegnehmen und aus dem Staate vertreiben, wie ihnen gut dünkt?
Polos: Jawohl.
Sokrates: Ich sage dir also, dass das zwei Fragen sind, und werde dir auf beide antworten.

Man könnte – wahrscheinlich noch richtiger – sagen, dass es drei Fragen sind bzw. mindestens vier darin enthaltene Behauptungen:
I. Töten sie nicht, wen sie wollen?
II. Töten sie nicht, wie die Tyrannen das tun?
III. Nehmen sie Vermögen weg?
IV. Vertreiben sie aus dem Staate?

Im Gespräch – z. B. wenn wir negativ kritisiert oder angegriffen, aber auch belobigt werden und Komplimente bekommen – wird uns oft in einem Satz bzw. in einer Abfolge von Sätzen ein ganzes »Paket« von Aussagen und Zuschreibungen vorgesetzt. Die einzelnen Inhalte bilden eine Kette, sie sind in Beziehung gesetzt und miteinander verwoben. Gewissermaßen stellen sie eine Aussage-Einheit dar. Das finden wir im Gespräch mit anderen wie in denjenigen mit uns selbst. Diese Mischung gilt es zunächst als solche wahrzunehmen und die Einzelaussagen bewusst herauszuhören. Wenn es Sinn ergibt, können diese dann, jede für sich, betrachtet und analysiert werden.

**Beispiel**

K: Mein Chef sagt mir das absichtlich nicht und will mich kleinhalten.
T: Das heißt, Sie sagen zweierlei: »Mein Chef sagt mir das absichtlich nicht« und »Mein Chef will mich kleinhalten«.
*Zur Verdeutlichung wird das Subjekt noch einmal wiederholt.*
K: Das Buch in der zweiten Auflage hat endlich ein Register.
T: In Ihrer Aussage stecken drei Komponenten: »Das Buch gibt es in der zweiten Auflage«; »Diese Auflage hat ein Register«; es hat »endlich« ein Register.

 

K: Sie hat mir vorgeworfen, ich sei wieder einmal zu spät gekommen.
T: Da höre ich zwei Vorwürfe, wie Sie sagen, heraus: Einerseits, dass Sie zu spät gekommen sind, und andererseits, dass das wieder, also wiederholt vorgekommen ist.
K: Meine Vorgesetzte sagt, sie könne mich nicht befördern, weil ich mich nicht genug weiterbilde.
T: Ihre Vorgesetzte sagt also, dass sie Sie nicht befördern »kann«, dass Sie sich nicht genug weiterbilden und dass sie, Ihre Vorgesetzte, zwischen den beiden Statements einen kausalen Zusammenhang sieht.

Benennen Sie zum Üben die Komponenten, die in einer Aussage enthalten und zum Teil verdeckt ausgedrückt sind.

Der Autofahrer fuhr betrunken über die Straße und rammte einen Baum.

..........

..........

In letzter Zeit kommt mein Mann bedingt durch die viele Arbeit sehr spät nach Hause.

..........

..........

Obwohl Katrin nicht hübsch ist, hat sie viele Verehrer.

..........

..........

Er ist ein brillanter Psychotherapeut.

..........

..........

**Wichtig**

Bevor Sie mit dem Disputieren einer Aussage beginnen, lösen Sie mit Ihrer Klientin die Verkettungen auf. Wollen Sie das nicht tun, so einigen Sie sich mit ihr auf einen Aspekt der Gesamtaussage, auf den sich die Prüfung zunächst bezieht. Dieser Aspekt kann z. B. mit der Technik *Textmarker*, also der Betonung eines Teils der Aussage, hervorgehoben werden.

*Wiederholen, so könnte man sagen,*
*ist die kleine Schwester des Zusammenfassens.*

Das »wieder Holen« ist eine wirkungsvolle Technik, um geäußerte Meinungen, die eine besondere Aussagekraft und Wichtigkeit besitzen, noch einmal zur Wirkung kommen zu lassen. Der Klientin werden eigene Aussagen zu Gehör gebracht – durch Sprechen – oder vor Augen geführt – z. B. durch Aufschreiben auf einem Flipchart –, um sie auf diese Weise reflektieren zu können. Die Wiederholungen werden von der Therapeutin neutral gehalten, können aber auch absichtlich zustimmende Bekräftigung oder kritisches Anzweifeln auszudrücken.

Sie wiederholen Aussagen Ihrer Klientin oder Teile von Aussagen. Sie wiederholen diese mit (!) den Wörtern und Ausdrücken, die Ihre Klientin gebraucht hat. Benutzen Sie bei dieser Technik keine anderen Formulierungen. Diese Regel trifft auf alle in diesem Arbeitsblatt beschriebenen Varianten zu.

**(A) Neutrales Wiederholen**

Die Klientin spricht von bzw. über sich selbst.

**Beispiel**

»Ich werde ein Gespräch mit ihm suchen.«

(1) Sie geben ihre *Aussage* wieder durch
  (a) direkte Rede.
  Sie sagen: »Ich werde ein Gespräch mit ihm suchen.«
  (b) indirekte Rede.
  Sie sagen, dass Sie ein Gespräch mit ihm suchen werden.

(2) Sie geben das *Gesagte*, den *Inhalt* wieder.
  Sie werden ein Gespräch mit ihm suchen.

Schreiben Sie im oben aufgeführten Sinne neutrale Wiederholungen auf. Bei (1) geben Sie die *Aussage* wieder – direkt oder indirekt, bei (2) den *Inhalt*.

»Er hat mich behandelt wie einen dummen Jungen.«

(1) ......................................................................................................................

(2) ......................................................................................................................

»Ich bekomme dann regelrechte – also ich nenne das – Schüttelattacken.«

(1) ......................................................................................................................

(2) ......................................................................................................................

 

»Und wieso meint mein Mann, er könne mit mir so umgehen?«

(1) ........................................................................................................................

(2) ........................................................................................................................

»Meine Frau hat's wirklich drauf.«

(1) ........................................................................................................................

(2) ........................................................................................................................

»Niemals werde ich mein Kind repressiv erziehen.«

(1) ........................................................................................................................

(2) ........................................................................................................................

**(B) Bejahendes Wiederholen**
Das verbale Vorgehen ist identisch mit dem *neutralen Wiederholen*: Sie behalten die Ausdrücke Ihrer Klientin bei. Die *Ja-Botschaften* vermitteln Sie einzig durch Einsatz der Körpersprache – nickend – und durch die *bestätigende* Sprachmelodie.

Probieren Sie es aus; lesen Sie die folgenden Sätze laut. Bejahend.
- ▶ Sie sagen: »Ich werde ein Gespräch mit ihm suchen.«
- ▶ Sie sagen, dass Sie ein Gespräch mit ihm suchen werden.
- ▶ Sie werden ein Gespräch mit ihm suchen.

Eine Herausforderung besonderer Art ist es, einen vom Inhalt her verneinenden Satz im Ausdruck bejahend auszudrücken. Probieren Sie auch das aus! Sprechen Sie laut bejahend.
- ▶ Sie sagen: »Ich werde mir das nicht mehr gefallen lassen.«
- ▶ Sie sagen, dass Sie sich das nicht mehr gefallen lassen werden.
- ▶ Sie sagen, ich lasse mir das nicht mehr gefallen.
- ▶ Sie lassen sich das nicht mehr gefallen.

Das bejahende Wiederholen von Aussagen signalisiert Akzeptanz. Damit wird das Zutrauen gefördert, sich auszusprechen und die Gedanken so zu benennen, wie sie im Kopf erscheinen. Diese Form der Wiederholung wirkt außerdem wie ein Schwungrad, das dabei hilft, weiter zu schöpfen, noch mehr Gedanken zu entdecken und auszudrücken.

**(C) Anzweifelndes, verneinendes Wiederholen**
Auch hier ist das verbale Vorgehen dasselbe wie beim *neutralen Wiederholen*. Sprachmelodie, Kopfschütteln und körpersprachlicher Ausdruck hingegen vermitteln *Nein-Botschaften*, die Zweifel ausdrücken sollen. Das dient als Aufforderung zum Überdenken einer Position.

Probieren Sie es mit den bisherigen Beispielen aus oder nehmen Sie gern neue Sätze hinzu. Folgende Herausforderung stellt sich Ihnen dabei: Das Wiederholte, wortmäßig nicht verändert, soll zwar angezweifelt werden, gleichzeitig aber – auf der Beziehungsebene – bejahende Akzeptanz deutlich machen. Mit Nicken des Kopfes drücken Sie die Akzeptanz aus, mit Schütteln des Kopfes geben Sie dem Anzweifeln Ausdruck. Zum Beispiel: »Sie sagen« (mit Kopf nicken), »dass Sie ihm einmal ordentlich die Meinung sagen werden« (mit Kopf schütteln).

**(D) Anzweifelndes, fragendes Wiederholen**
In dieser Variante verändern Sie die Aussage zu einer Frage. Die Art der Wiederholung kann neutral, bejahend oder verneinend sein. Sprechen Sie die folgenden Sätze laut bejahend aus.

- Sie sagen: »Ich werde mir das nicht mehr gefallen lassen«?
- Sie sagen, dass Sie sich das nicht mehr gefallen lassen werden?
- Sie sagen, Sie werden sich das nicht mehr gefallen lassen?
- Sie lassen sich das nicht mehr gefallen?

Sprechen Sie diese Sätze jetzt laut anzweifelnd verneinend aus.

 

Zusammenfassen hat die Funktion, das Gespräch zu strukturieren. Das Gesagte wird noch einmal komprimiert ins Hier und Jetzt gebracht. Zusammenfassen heißt auch Wiederholen. Dieses Wieder-Herbeiholen kann möglichst mit den Worten und Wendungen der Klientin umgesetzt werden oder auch mit anderen, von der Therapeutin absichtlich gewählten Ausdrücken.

Zusammenfassen hilft der Klientin,

- ihre ausgesprochenen Meinungen und Positionen noch einmal zu hören und somit zu reflektieren,
- die Abfolge ihrer Gesprächsinhalte, ihren Gesprächsverlauf, besser nachvollziehen zu können,
- das Vergangene (Gesagte) noch einmal präsent werden zu lassen und in die Gegenwart zu bringen.

Zusammenfassen hilft der Therapeutin,

- die Abfolge der Gesprächsinhalte, den Gesprächsverlauf, besser nachvollziehen und memorieren zu können,
- sich zu vergewissern, ob sie ihre Klientin richtig verstanden hat,
- Zeit zu gewinnen, um sich weitere Interventionen zu überlegen,
- dem Gespräch eine Struktur zu geben.

**Wichtig**

Achten Sie auf die Doppeldeutigkeit des Wortes *Zusammenfassen*, Sie können Adverb und Verb auch trennen: zusammen fassen, wir fassen es gemeinsam.

- Lassen Sie uns zusammenfassen.
- Lassen Sie uns zusammenfassen und das Gesagte zusammen <u>fassen</u>.
- Lassen Sie mich zusammenfassen.
- Ich möchte zusammenfassen.
- Darf ich mal zusammenfassen.
- Okay, ich fasse mal zusammen.
- Bitte helfen Sie mir, das von Ihnen bisher/gerade Gesagte zusammenzufassen.
- Sie sagen für mich Folgendes [möglichst wörtlich wiedergeben]: …
- Also, Sie sagen: …

Auch wenn Sie in der wir/uns-Form sprechen, beginnen Sie (!) mit dem Zusammenfassen. Gestalten Sie das möglichst interaktiv. Entweder spricht Ihre Klientin mit, übernimmt einige Punkte – Sie fordern sie z. B. dazu auf (körpersprachlich genügt) – oder Sie führen das Wort allein, lassen sich jedoch bei jedem Punkt durch eine kurze Bejahung oder durch ausdrückliches Nicken die Richtigkeit des Zusammengefassten bestätigen.

**Tipp**

Das, was Sie zusammenfassen, hat Ihre Klientin in den letzten Minuten oder im Verlauf der Sitzung gesagt. Korrekt ist deshalb die Vergangenheitsform: »Sie sagten …« (Präteritum) oder »Sie haben gesagt …« (Perfekt).

Sie können auch – mit Absicht – die Gegenwartsform nehmen, um das Gesagte mehr in das Hier und Jetzt zu rücken. Damit wird das Augenmerk nicht primär auf den Vorgang gerichtet (gesagt haben), sondern auf den Inhalt, der nach dem Vorgang bestehen bleibt. Zusammenfassen im Präsens ist eine geschickte Möglichkeit, den Inhalt der Aussage deutlicher wirken zu lassen: »Sie sagen …«

Zusammenfassen kann am Ende eines Themas geschehen, am Ende einer Sitzung (auch wenn man noch gerade mitten in der Thematik ist) – oder immer dann, wenn Sie meinen, dass eine Zusammenfassung hilfreich und weiterführend wäre. Zusammenfassen lässt oftmals einen Impuls für einen nächsten Schritt entstehen. Empfehlenswert ist es, diese Art der Zäsur öfter zu setzen. Und das können Sie durchaus ankündigen:

- Ich werde zwischendurch immer wieder zusammenfassen, um das von Ihnen Gesagte mit Ihnen zusammen zu fassen, mit Ihnen zusammen zu erfassen.
- Ich nehme mir für heute vor, das, was Sie sagen, immer wieder zwischendurch zusammenzufassen, damit wir beide den Inhalt besser greifen und begreifen können.

Nehmen Sie sich als Therapeutin vor, die Gesprächstechnik *Zusammenfassen* aktiv und bewusst einzusetzen. »Um dieses Vorgehen deutlich in meinen Fokus zu bringen, möchte ich mich dazu motivieren und mir meine Umsetzungen vor Augen führen. Ob und wie hilfreich es ist und wie es mir gelungen ist, das soll in diesem Schritt zunächst keine Rolle spielen. Wichtig ist, dass ich daran denke und versuche, diese Vorgehensweise einzubringen.«

| **Datum** | **Pat. (Abk.)** | **Wie oft daran gedacht und nicht umgesetzt? (Gründe nicht wichtig)** | **Wie oft durchgeführt?** |
|---|---|---|---|
| | | | |
| | | | |
| | | | |
| | | | |
| | | | |
| | | | |
| | | | |
| | | | |

 

Die Technik dient allgemein dazu, verstreute, d. h. im Gespräch zeitlich voneinander getrennte Aussagen in ein Nebeneinander zu bringen. So können Sie z. B. bei logischen Ungereimtheiten oder Fehlern in den Aussagen Ihrer Klientin die entsprechenden Aussagen zusammenrücken.
Zwei mögliche Interventionen bieten sich an:

**Intervention 1 mit Möglichkeiten (a)–(c):**
Grundmuster: »Sie sagen ›…‹ und Sie sagen ›…‹«:
(a) Passt das zusammen?
(b) Wie passt das zusammen?
(c) Ist das nicht widersprüchlich?

**Intervention 2 mit Möglichkeiten (a)–(c):**
Grundmuster: »Sie sagen einerseits ›…‹ und sagen andererseits ›…‹«:
(a) Passt das zusammen?
(b) Wie passt das zusammen?
(c) Ist das nicht widersprüchlich?

**Beispiel 1**
»Sie haben vorhin gesagt, dass Sie versuchen, sehr umweltbewusst zu leben. Gerade erzählten Sie, dass Sie sich morgens auf dem Weg zur Arbeit an der Haltestelle beim Bäcker einen Coffee to go holen – darf ich davon ausgehen: im Einwegbecher oder gar Plastikbecher mit entsprechendem Deckel? Widerspricht sich das nicht?«

Führen Sie das Widersprüchliche in der folgenden Aussage einer Klientin zusammen und stellen Sie ihr eine entsprechende Frage.

»Mit meinem Sohn habe ich ein richtig gutes Verhältnis. Ich habe ihm gesagt, er kann mit allem, mit wirklich allem zu mir kommen. Vertrauen ist wichtig. Wir werden für alles eine Lösung finden. Ich habe in meinem Leben auch so manches verbockt. Nur eines vertrage ich nicht: Lügen. Wenn er beim Lügen ertappt wird, muss er selbst sehen, wie er da rauskommt. Dafür habe ich kein Verständnis.«

..........

..........

..........

..........

Eine Therapeutin erzählt in der Supervision von einem Ihrer Fälle. Führen Sie das sich Widersprechende in ihrer Aussage zusammen und stellen Sie ihr hierzu eine entsprechende Frage.

»Ich bin nun schon viele Jahre im Therapie-Geschäft und habe allerhand gehört. Mich schockiert, glaube ich, nichts mehr. Ich bin froh darüber, dass ich so eine beschauende, akzeptierend-empathische Grundhaltung gefunden habe. Vielleicht kann ich deswegen auch gut abschalten und nehme wenig, sehr wenig mit nach Hause. Ja, und gestern hat mir eine Klientin, die schon knapp ein Jahr zu mir kommt und sich in dieser Zeit stark verändert hat – zu ihrem Vorteil –, gesagt, dass ihr die ganze Therapie hier nichts bringe. Das kam völlig unerwartet für mich. Es hat mich ziemlich aufgeregt. Ich habe darauf ärgerlich gesagt: ›Tja, Sie müssten halt Ihre Therapieaufgaben zwischen den Stunden gewissenhafter erledigen und mir nicht immer erzählen, Sie seien nicht dazu gekommen.‹ Ich glaube, das war keine professionelle Reaktion.«

..........................................................................................

..........................................................................................

..........................................................................................

**Beispiel 2**

Das folgende Gespräch zeigt Ihnen das *Zusammenführen*, ohne eine entsprechende Frage zu stellen. Hier liegt die Kunst darin, das Gespräch so voranzubringen, so anzureichern, dass der Klientin von selbst klar wird: Da passt etwas in meiner Argumentation nicht.

K: Das war wieder mal typisch für mich. Das kann auch nur mir passieren.

T: Was?

K: Wie eben gesagt, ich höre extra Verkehrsfunk und bin dann trotzdem in einem richtig dicken Stau gelandet.

T: Dicker Stau?

K: Ja! Über eine Stunde hat's gedauert. Ich kann mich jetzt noch aufregen! Ich sehe das genau vor mir: Wir fuhren an diesen Stau heran, die Straße ging vorne hoch in eine Linkskurve, und so weit man sehen konnte, Autos, Autos, Autos, die standen! Nur rote Bremslichter!

T: Und Sie haben sich geärgert?!

K: Und wie!

T: Wenn ich das recht verstehe: Sie stehen also in einem Stau. Vor Ihnen viele, viele ebenfalls stehende Autos, wahrscheinlich hatten die meisten den Verkehrsfunk an … oder?

K: Ja, wahrscheinlich … was weiß ich …

T: Sie sitzen also da in Ihrem Auto, ärgern sich und denken: Das ist typisch, das kann auch nur mir passieren, ich höre Verkehrsfunk und stehe trotzdem im Stau. Richtig?

K: Richtig.

T: Sie stehen also in diesem langen Stau. So weit Sie nach vorne schauen können: Autos, Autos, Autos. Und nach kurzer Zeit hinter Ihnen wohl auch Autos – oder …?

K: Klar, wir zwischendrin!

 

T: Und in dieser gewaltigen Menge gestauter Autos – vor Ihnen und hinter Ihnen – haben Sie den interessanten Gedanken: »Typisch, das passiert auch nur mir!«

K: Jaa!! Ist das denn so schwer zu ver … Oh, ich glaube, ich weiß, worauf Sie hinauswollen! Sie meinen, es ist paradox, dass ich denke, das kann nur mir passieren, wo ich doch sehe, dass es hunderten genauso geht!

T: …

K: In der Tat, das ist lustig!

Führen Sie das Widersprüchliche in der folgenden Aussage eines Klienten zusammen; rücken Sie es gewissermaßen zusammen. Stellen Sie keine Frage, die direkt auf die Widersprüche abzielt. Lassen Sie die Frage aus dem Nebeneinander der Aussagen von selbst entstehen. [Im Dialog zeigt das Kursivgedruckte die Aussagen der Therapeutin an.]

»Gestern Abend hatte ich eine Auseinandersetzung mit meiner Frau. Sie meinte, ich hätte unseren Sohn Timo zu hart angefasst. *Zu hart angefasst?* Also übertragen gemeint! Nicht wirklich angefasst. Er hat auf der Straße Fußball gespielt – was ich ihm vor einer Woche ausdrücklich verboten hatte – und dabei bei unserem Nachbarn den Ball ins Fenster geschossen. Scheibe kaputt, große Aufregung. Und da habe ich ihm erst einmal drei Tage Hausarrest verpasst. *Meinte Ihre Frau, das sei zu viel?* Nein, sie hat sich darin festgebissen, dass ich zu laut mit ihm geschimpft habe. Und plötzlich war ich der Schuldige! *Inwiefern?* Ich hätte ihm vor einiger Zeit gesagt, wenn er mal Mist mache, solle er zu mir kommen, wir würden schon eine Lösung finden. *Und?* Ja, sie macht mir jetzt Vorwürfe, ich solle deswegen nicht so mit ihm herumbrüllen! *Von wem haben Sie das mit dem Fenster erfahren?* Von meinem Sohn. *Das heißt, er kam zu Ihnen und hat Ihnen von dem Geschehen berichtet.* Ja, das ist ja wohl auch das Mindeste, was man erwarten kann. *Unabhängig von dem, was Ihre Frau zu Ihnen gesagt bzw. Ihnen vorgehalten hat …*«

……………………………………………………………………………………

……………………………………………………………………………………

»In letzter Zeit geht es mir echt schlecht. Ich mache mir Sorgen um meine Gesundheit. Im Büro ist viel zu tun, die zweite Stelle wird ja vorerst aus Kostengründen nicht mehr besetzt. Dann komme ich nach Hause, muss kochen. Ich will, dass frisch Gekochtes auf den Tisch kommt. Weil es gesünder ist und vor allem, weil ich für meine Tochter ein Vorbild sein möchte. *Können Sie sich kurz ausruhen, wenn Sie nach Hause kommen?* Eigentlich nicht. *›Eigentlich‹ nicht?* Nun ja, ich könnte … *Würde Ihnen das gut tun?* Schon, dann würden wir aber erst später essen können. *Und?* Nein, das will ich nicht. Abendbrot ist um 19:00 Uhr. *Warum so konsequent?* Spätes Essen ist schlecht für die Gesundheit. *Es brauchte ja auch, wenn ich das recht verstehe, nicht ›spät‹ zu sein, lediglich etwas später.* Ja, nein, das will ich nicht. Ich glaube schon – wenn Sie mich jetzt so in die Zange nehmen –, es ist wegen meiner Tochter. Sie soll lernen, von mir als Ihr Modell, wie man auf seine Gesundheit achtet.«

**Tipp:** Achten Sie besonders auf den zweiten und letzten Satz im Gespräch.

……………………………………………………………………………………

……………………………………………………………………………………

Entdecken Sie im Gespräch die Möglichkeit des Wörtlich-Nehmens. Ob Sie die jeweilige Chance ergreifen oder Sie vorbeiziehen lassen, können Sie immer wieder neu entscheiden.

**Beispiel**

K: Meine Depression geht mir schwer auf den Nerv.
T: Auf welchen?
Wieviel wiegt sie?

K: Ich frage mich manchmal, wie lange ich das noch aushalte.
T: Und die Antwort?
Was meinen Sie, wie lange?

K: Wieso tue ich mich damit so schwer?
T: Ja, wieso?
Wie schwer?

K: Mein Vater hat mir vor 40 Jahren eingebläut, dass ich ein Versager bin.
T: Ist es heute noch blau?
Dann dürfte es ja zwischenzeitlich verheilt sein.

K: Das musste so kommen.
T: Und zwar haargenau so. Oder?

K: Die vorhergehende Therapie hat mir nichts gebracht.
T: Nichts, gar nichts, nicht einmal eine Verschlechterung?

K: Ich vergesse einfach alles.
T: Ja, so »einfach« ist das.
Was sagten Sie gerade?

 

Schreiben Sie mögliche Antworten im Sinne des Wörtlichnehmens. Am Ende finden Sie einige Anregungen bzw. Vorschläge. Decken Sie diese gleich ab und vergleichen Sie sie nachher mit Ihren Ideen.

Wie oft muss mir das noch passieren, bis ich es kapiert habe?

..............................................................................................................................

..............................................................................................................................

Ich kann mit meiner Frau nicht reden.

..............................................................................................................................

..............................................................................................................................

Wenn ich eines nicht leiden kann, dann, wenn man mir so hintenherum kommt.

..............................................................................................................................

..............................................................................................................................

Das ist zum Haareraufen!

..............................................................................................................................

..............................................................................................................................

Der ist eiskalt.

..............................................................................................................................

..............................................................................................................................

Er hat mir schon so oft ein Bein gestellt.

..............................................................................................................................

..............................................................................................................................

Das steht mir im Wege.

..............................................................................................................................

..............................................................................................................................

Ich kann nicht »Nein« sagen.

..........

..........

Ich war richtig enttäuscht.

..........

..........

Wie kann man nur so kurzsichtig sein!

..........

..........

Hier folgen einige Ideen für mögliche Antworten bzw. Antwortrichtungen.

- ▶ Ja, wie oft?
  Vielleicht noch zwei-, dreimal?
- ▶ Dann singen Sie, schreiben Sie ihr einen Brief …
- ▶ Dann haben Sie relativ wenig, was Sie nicht leiden können.
  Sie könnten sich drehen, dann käme man Ihnen von vorne.
- ▶ Na dann viel Erfolg.
  Was ja bei Ihnen, wenn ich das mal sagen darf, nicht so leicht möglich ist.
  Zum Glück haben Sie noch genug.
- ▶ Und wie könnte man ihn zum Schmelzen bringen?
- ▶ Immer das gleiche?
  Könnten Sie versuchen, drüber zu steigen?
- ▶ Wie wäre es mit einer Umleitung?
- ▶ Und schon haben Sie es gesagt.
- ▶ Na prima, dann können Sie ja jetzt ohne Täuschungen richtig klar sehen.
- ▶ Ja, was meinen Sie, wie?
  Wie kurzsichtig meinen Sie?
  Manchmal fehlt es an der richtigen Brille.
  Wer schafft da Abhilfe? Der Optiker oder der Psychologe? Oder Sie selbst? Oder Sie zusammen mit dem Optiker?

 

# Zustimmend einen Zweifel setzen

Zweifel oder die Aktion des Zweifelns erleben die einen als interessanten, hilfreichen Beitrag zur Auseinandersetzung mit einem bestimmten Thema, als einen Schritt zur persönlichen Weiterentwicklung. Andere erleben Zweifeln tendenziell als Angriff auf die eigene Person; und dies kann leicht zu Gesprächs-Widerstand führen.

Durch die Technik *Zustimmend einen Zweifel setzen* versuchen Sie, einen solchen Widerstand erst gar nicht aufkommen zu lassen und dennoch eine gewisse Distanzierung zum Gesagten zu erreichen, die die Unerschütterlichkeit einer Aussage aufweicht.

Direkt auf die Klientin bezogen:

- So kann man es sehen.
- Das – zumindest – ist Ihre Sichtweise.
- Zumindest eine mögliche Sichtweise.
- Das – zumindest – ist Ihre Erfahrung.
- So sieht es – scheinbar – aus.
- Zumindest sieht es so aus.
- Das ist zumindest wahrscheinlich.
- Ja. Möglicherweise ist/war es so.
- Okay, wir sagen jetzt mal, »so ist/war es«, obwohl wir das nicht genau wissen.
- Okay, gehen wir einmal davon aus, es war so.
- Und es könnte genauso (gewesen) sein oder kommen.

Auf andere bezogen:

- So könnte die Sichtweise des anderen gewesen sein.
- Man könnte meinen, er/sie denkt so.
- Ja, man könnte glauben, das war Absicht.
- Vielleicht wundern sich die anderen wirklich drüber – vielleicht.

Antworten Sie auf die Aussagen der Klientin mit einem der Beispiele von oben.

»Kinder brauchen eine starke Hand.«

..............................................................................................................................

»Meine Frau tut nichts für ihre berufliche Weiterbildung, aber auch gar nichts.«

..............................................................................................................................

»Ich bin einfach für Misserfolge prädestiniert.«

..............................................................................................................................

»Die Therapie bringt mir gar nichts.«

..............................................................................................................................

»Wahrscheinlich bin ich selbst schuld daran.«

..........................................................................................................................................

»Mein Chef hat eine schlechte Meinung von mir.«

..........................................................................................................................................

Finden Sie jetzt eigene Antworten.

»Er übt großen Druck auf mich aus.«

..........................................................................................................................................

»Ich habe einfach schlechte Ausgangsbedingungen.«

..........................................................................................................................................

»Ich bin viel zu ungeduldig als Mutter/Vater.«

..........................................................................................................................................

»Für diesen Job bin ich nicht geeignet.«

..........................................................................................................................................

»Ich kann nicht kochen.«

..........................................................................................................................................

»Immerhin habe ich damit bereits 30 Jahre Erfahrung.«

..........................................................................................................................................

»Schwimmen muss heutzutage jeder können.«

..........................................................................................................................................

»Erst muss ich meine Arbeiten erledigt haben, bevor ich mich ausruhe.«

..........................................................................................................................................

»Ich hätte ihm nicht vertrauen dürfen.«

..........................................................................................................................................

 

Sie möchten etwas von dem Gesagten der Klientin hervorheben, um es zu bekräftigen oder eine befragende Tendenz einzubringen. Dafür bieten sich folgende Umsetzungen an:

(1) Sie *betonen*, d. h. Sie wiederholen das Wort durch *lauteres Sprechen* und durch *Verändern der Stimmlage*, meistens durch Anheben der Stimme.
(2) Sie sprechen das Wort oder einen Teil des Wortes *langsamer* aus.
(3) Beim Wiederholen machen Sie eine *kurze Pause vor (!)* dem entsprechenden Wort.
(4) Sie verbinden die Möglichkeiten:
   - kurze Pause vor dem Wort
   - lauteres, langsameres Aussprechen mit Anheben der Stimme.

Lesen Sie die folgenden Sätze laut und heben Sie das unterstrichene Wort hervor:
a) Pause vorher – b) andere Stimmlage – c) langsamer sprechen.

- Es wäre ratsam, wenn Sie sich diese Entscheidung noch einmal überlegen.
- Sie haben sich seinerzeit für eine Verhaltenstherapie entschlossen, nicht für eine psychoanalytische Therapie.
- Von einem Mal schließen Sie – wie selbstverständlich – auf jede Situation.
- Ja, Sie würden das anders machen. Ganz anders?
- Manchmal klappt auch gar nichts. – Manchmal vielleicht.
- Aber das war doch nur Weihrauch! – Naja, Weihrauch.

Finden Sie in jedem Satz mindestens zwei unterschiedliche Wort-Betonungen und setzen Sie diese mit den Möglichkeiten a bis c um:

- Sie hat eigentlich immer Hunger.
- Wir haben eine zuverlässige Haushaltshilfe.

Betonen (a–c) Sie das kursive Wort in verschiedenen seiner Wortteile.

- Ihr habt ja einen neuen *Mitarbeiter*.
- Zum Wohlstand gehört auch der *Kontostand*.
- Es ist wichtig, am Ziel *anzukommen*.
- Das also ist Ihr *Standpunkt*.

Ein Gespräch läuft oft »in einem fort« ab. Pausen entstehen meist nur beim Überlegen. Geben Sie den Gesprächen, die Sie führen, immer wieder einmal eine Struktur durch Inhaltspausen. Diese eignen sich besonders dann, wenn eine wichtige Erkenntnis bei der Klientin angekommen ist bzw. sie diese gerade finden konnte. Oftmals zu schnell fragen Klientinnen: »Und wie weiter?«, »Und was jetzt?«

»Halten wir kurz inne. Lassen wir diese Erkenntnis auf uns wirken. Kennen Sie noch die alten Schreibmaschinen mit dem Umschalthebel rechts? (Deuten Sie mit der rechten Hand die Bewegung zweimal an.) Absatz. Machen wir einen Absatz. (Halten Sie kurz inne.) So, was sagten Sie: ›Wie weiter, und jetzt?‹«
Sie können Ihre Klientin auch direkt ansprechen: »Halten Sie kurz inne. Lassen Sie diese Erkenntnis auf sich wirken …«

**Wichtig**

Achten Sie auf die Möglichkeit solcher *Absätze*. Gegebenenfalls unterbrechen Sie Ihre Klientin, wenn diese schon weiterreden will.

**Übung**

Ich nehme mir vor, bei zehn Gesprächen auf die Umsetzung dieser Intervention zu achten. Füllen Sie die Tabelle entsprechend aus mit ja/nein und der Anzahl.

| | 1 | 2 | 3 | 4 | 5 | 6 | 7 | 8 | 9 | 10 |
|---|---|---|---|---|---|---|---|---|---|---|
| Vor der Stunde | | | | | | | | | | |
| Ich nehme mir vor, mögliche Absätze zu setzen. Datum der Beratung. | | | | | | | | | | |
| Nach der Stunde | | | | | | | | | | |
| Ich habe daran gedacht. | | | | | | | | | | |
| Ich habe keine Gelegenheit gefunden. | | | | | | | | | | |
| Ich habe Absätze durchgeführt. Wie viele? | | | | | | | | | | |
| Ich habe vergessen, die Intervention einzusetzen. | | | | | | | | | | |

Sie möchten zum gerade Geäußerten der Klientin etwas sagen, jetzt, so lange es noch »frisch« ist, so lange die entsprechende Atmosphäre noch spürbar ist. Oder Sie möchten den Raum für etwas zu Sagendes einschränken bzw. diesem keinen Raum gewähren, damit das Entsprechende nicht wieder lebendig werden und in unerwünschter Weise wirken kann.

**Zeichen der Ungeduld oder mangelnder Wertschätzung?**

So wird bzw. soll es im Rahmen von Therapie und Beratung kein Ausdruck von Ungeduld, sogar von mangelnder Wertschätzung sein, die Klientin nicht ausreden zu lassen. Vielmehr stellt es ein wichtiges gesprächstechnisches Korrektiv dar, sie eben »nicht ausreden« zu lassen. Die Ankündigung des Stoppens geht in unserer Sprache mit eher negativ besetzten Wörtern einher: »unterbrechen«, »reinreden«, »dazwischenreden«, »ins Wort fallen«, »abwürgen«. Zu beobachten ist, dass die so Unterbrochene durchaus ungehalten bis verärgert darauf reagieren kann: Sie möchte den begonnenen Gedanken, die Vorstellung dessen, was sie sagen will, zu Ende führen. Sie möchte »freie Bahn« haben, nicht auf ein Hindernis stoßen, nicht angehalten werden. Und doch: Die Therapeutin soll das Gespräch führen und ggf. genau diese Intervention durchführen, wenn sie ihr hilfreich und konstruktiv erscheint.

Wahrscheinlich werden Sie zunächst versuchen, Ihre Klientin den Satz zu Ende sprechen zu lassen, um dann die »Atem-Lücke« zu erwischen. Oder Sie sprechen mitten in den Satz der Klientin hinein – besonders dann, wenn Sie die erste Möglichkeit schon mehrere Male erfolglos versucht haben.

Reden Sie Ihre Klientin mit ihrem Namen an. Während sie spricht, sagen Sie z. B.: »Frau Keller, …« Sie wird kurz innehalten. Jetzt lassen Sie einen der unten aufgeführten Sätze folgen, z. B.: »Darf ich Sie kurz unterbrechen?« Sprechen Sie anschließend sofort weiter und bringen Sie Ihr Anliegen ein.

Mögliche Formulierungen zum Intervenieren:

- Darf ich Sie kurz unterbrechen?
- Ich darf Sie bitte kurz unterbrechen?
- Lassen Sie mich etwas einfügen?
- Darf ich Ihrer Rede eine andere Richtung geben?
- Darf ich etwas mittenrein sagen?
- Jetzt … jetzt möchte ich mittenrein etwas anmerken.
- Ich muss Sie unterbrechen.
- Also jetzt muss ich Sie einfach mal unterbrechen.
- Darf ich Sie mal stoppen?
- Ich möchte Sie jetzt einmal stoppen.
- Jetzt muss ich mal dazwischen gehen.
- Hier, bitte: kleiner Cut.
- Ich möchte Ihnen jetzt einmal – wie sagt man so wunderbar negativ – ins Wort fallen.

Suchen Sie sich drei Formulierungen zum Nicht-ausreden-Lassen; wählen Sie diese aus den Möglichkeiten von oben aus und/oder formulieren Sie eigene Wendungen. Solche, die Ihnen zusagen und von denen Sie sich die erwünschte Wirkung versprechen. Schreiben Sie diese hier auf.

....................................................................................................

....................................................................................................

....................................................................................................

Lernen Sie diese drei Formulierungen auswendig als »Ihre« Lenkungssätze.
Sprechen Sie diese mehrmals laut aus. Ändern Sie dabei Ihre Ausdrucksformen: Lautstärke, Entschiedenheit, Körpersprache. Versuchen Sie es freundlich-sanft, sehr freundlich und relativ laut oder energisch. Experimentieren Sie mit Ihren körpersprachlichen Ausdrucksmöglichkeiten.

**Tipp**

Kommen Sie beim Stoppen mit Ihrem Körper nach vorne, zeigen Sie beim Formulieren eine »bremsende« Hand.

# Körpersprache

T

Körpersprache beschreibt etwas so Ureigenes, derart mit uns Verbundenes und so sehr im permanenten, unbewussten Ausdruck sich Befindendes, dass wir den bewusst-absichtlichen Einsatz im professionellen Gespräch oftmals vernachlässigen. Wahrscheinlich ist es unnötig, ständig auf sie zu achten, doch sollten wir uns dieses Reservoirs zum Erzielen bestimmter Wirkungen gewahr sein.

(1) Seien Sie sich der eigenen Körpersprache bewusst. Dieses Bewusstsein allein bewirkt und verändert etwas.
(2) Registrieren Sie ebenso die Körpersprache Ihrer Klientin deutlicher. Wie wirkt sie auf Sie?
(3) Setzen Sie beim Disputieren, beim nachhaltigen Befragen der Klientin, Ihre Körpersprache immer wieder bewusst ein.
(4) Körpersprache – Mimik und Gestik – hilft uns, das gesprochene Wort in seiner erwünschten Wirkung zu beeinflussen. Nutzen Sie auch diesen Bereich der Kommunikation aktiv aus.

Nehmen Sie sich Folgendes vor: Ich möchte mehr auf die Körpersprache (KS) achten, auf meine und auf die meiner Klientin. Mit beiden möchte ich mehr »arbeiten«.

Tragen Sie bei »Ich nehme es mir vor« das Datum einer Sitzung ein. In den darunterliegenden Zeilen setzen Sie für »ja« einen Haken (✓) und für »nein« einen Schrägstrich (/).

| Ich nehme es mir in der folgenden Sitzung vor. | | | | | | | | | | |
|---|---|---|---|---|---|---|---|---|---|---|
| Ich habe auf meine KS geachtet. | | | | | | | | | | |
| Ich habe auf die KS meiner Klientin geachtet. | | | | | | | | | | |

Eine wirkungsvolle und lebendige Technik ist die Einführung eines *Sokratischen Stuhls*, den Sie auch als solchen benennen. Dazu stellen Sie einen Stuhl seitlich zwischen sich und Ihre Klientin, tendenziell näher zu Ihnen. Wenn Sie speziell sokratisch fragen wollen, den Sokratischen Dialog absichtlich und für Ihre Klientin augenfällig in Anwendung bringen wollen, verlassen Sie Ihren Platz und setzen sich auf den besagten Stuhl. In dieser Position (= Rolle) können Sie das Gespräch stringenter und nachsetzender, freundlich bis absichtlich strenger führen, ohne dass dadurch Ihre Beziehung zur Klientin getrübt oder belastet wird. Sie schlüpfen in eine Rolle. Danach, zurück auf Ihrem Stuhl, können Sie gemeinsam mit Ihrer Klientin über das Gespräch reflektieren, über das Gespräch mit »ihm«, mit Sokrates.

Sie können auf diese Weise zupackender, evozierend-provokanter eine Frage stellen oder eine Bemerkung machen, um zu erleben, wie Ihre Klientin darauf reagiert und argumentiert. Sie möchten diese gezielte Schärfe ins Gespräch bringen, doch gleichermaßen die freundlich-vertrauensvolle Atmosphäre aufrechterhalten.

**Beispiel**

Sie sagen von Ihrem Platz aus: »Jetzt könnte Sokrates sagen …«
Wechseln Sie auf den *Sokratischen Stuhl* und fragen Sie beispielsweise:

- »Wie kann man denn so eine Meinung aufrechterhalten?!«
- »Klingt das nicht … ja … hanebüchen!?«
- »Sagen Sie nur, Sie glauben das!?«
- »Das ist doch wohl nicht Ihr Ernst?!«
- »Also jetzt nochmals, Schritt für Schritt, woraus schließen Sie das – woraus, bitte?«

Sie bleiben auf dem *Sokratischen Stuhl*, führen den Dialog noch eine Weile auf diese Weise weiter und gehen wieder auf Ihren Platz zurück. Dort fragen Sie deutlich empathisch-zugewandt:

- »Was würden Sie darauf antworten?«
- »Wie würden Sie damit umgehen?«
- »Hilft Ihnen die etwas eigenartige Bemerkung unseres Sokrates?«

Positionieren Sie sich zu dieser Vorgehensweise. Schreiben Sie Ihre Gedanken dazu auf.

........................................................................................................

........................................................................................................

........................................................................................................

........................................................................................................

........................................................................................................

........................................................................................................

........................................................................................................

 

Was daran würde bzw. könnte Ihnen schwerfallen?

..............................................................................................................................................

..............................................................................................................................................

..............................................................................................................................................

..............................................................................................................................................

..............................................................................................................................................

Wenden Sie Ihr Wissen über rationale und irrationale Überzeugungen an: Welche eigenen Sichtweisen gilt es für Sie zu überdenken und funktional neu zu konstruieren, damit Sie den *Sokratischen Stuhl* umsetzen und erfolgreich mit dieser Kompetenz arbeiten können?

..............................................................................................................................................

..............................................................................................................................................

..............................................................................................................................................

..............................................................................................................................................

..............................................................................................................................................

# 6 Begleitende Interventionen

## 6.1 Einführung

Die Arbeitsblätter dieses Kapitels können – wie es die Überschrift schon ausdrückt – gesprächsbegleitend eingesetzt werden. Sie sind an kein spezielles Disputationsstadium gebunden. Allesamt dienen sie dazu, den Dialog zwischen Therapeutin und Klientin »fließend« zu halten, Stagnationen und Widerstände zu reduzieren bzw. zu vermeiden. Dazu gehört auch, die Beziehungsebene im Fokus zu behalten und sie engagiert-wohlwollend, dabei humorvoll, zu pflegen.

## 6.2 Arbeitsmaterial

**AB 45 Alltagsverzerrungen**
Die Geschichte auf diesem Arbeitsblatt gibt der Klientin ein Beispiel dafür, wie schnell wir im Alltag zu Fehlurteilen kommen können und dann weitere Aussagen auf eben diesen Fehlurteilen aufbauen.

**AB 46 Ansteckungsgefahr**
Auf diesem Arbeitsblatt wird die Klientin mit einer eigenen Recherche und mit einer zu lesenden Geschichte (nach Lotz & Diekstra, 2003) darauf hingewiesen, dass wiederholt mitgeteilte Informationen, d. h. auch solche, die man in verschiedenen Medien immer wieder in derselben Weise liest, damit nicht für Richtigkeit bürgen.

**AB 47 Bewertungen**
Mit dem Arbeitsblatt wird die Therapeutin dafür sensibilisiert, nicht explizit ausgedrückte Bewertungen aufzuspüren und explizit zu erfragen.

**AB 48 Auf die Bewertungen kommt es an**
Die Klientin wird angeleitet, subtil mitschwingende Bewertungen zu erkennen und sich die Wirkungen zu verdeutlichen.

**AB 49 Den Rahmen anpassen**
Der metaphorisch gestaltete Dialog soll der Klientin Anregungen geben, eigene Lebenseinstellungen an kognitive Veränderungen, die durch die Disputation entstanden sind, anzupassen.

**AB 50 Gedanken bestimmen das Fühlen und Handeln**
Auf diesem Arbeitsblatt werden der Klientin in humorvoller Weise die Bedeutung und der Einfluss bewusst gemacht, den die eigenen Gedanken auf das Leben haben.

**AB 51 F-E-H-L-E-R**
Hier bereitet die Therapeutin sechs Buchstaben-Zettel vor, die man zu unterschiedlichen Wörtern zusammensetzen kann. Aufgefordert, sich selbst eine konstruktive Haltung gegenüber Fehlern zu eigen zu machen, wird sie mit konkreten Formulierungen angeleitet, diese über das Legen der Zettel der Klientin nahe zu bringen. Auf diese Weise lernt die Klientin, mit dem Begriff zu »spielen«, in einen Abstand zu kommen, in eine »Defusion«, eine Entschmelzung (s. Lotz, 2016).

**AB 52 Fehlerperspektiven**
Die Klientin erhält ein Arbeitsblatt mit Fehler-Definitionen bzw. -Umschreibungen. Die unterschiedlichen Perspektiven sollen helfen, wohlwollend – statt durch Widerstand getrieben – mit Fehlern umzugehen und das darin enthaltene Potenzial nutzen zu können. Die Aussage auf dem Smiley-ähnlichen Gesicht stammt von Rachel Wolchin (genauer Ursprung unbekannt).

**INFO 3 Fusion im Alltag**
Die Therapeutin liest eine Geschichte vor, die der Klientin den Sokratischen Dialog in sympathischer Weise näherbringen soll. Die metaphorische Form wird gewählt, um die zu vermittelnde Theorie lebendiger zu gestalten. (Zur Fusion: s. Lotz & Broocks, 2018; für Tipps zum Vortragen von Geschichten in der Therapie: s. Lotz, 2016)

**AB 53 Gedanken-Temperaturen**
Hier wird der Klientin auf metaphorische Weise der Einfluss von Gedanken deutlich gemacht. Es wird deren »Temperatur« unterschieden: kalt, warm, heiß. Diese interessante Benennung der Wirkkraft von Kognitionen geht auf Albert Ellis (1985) zurück.

**AB 54 Gesprächshaltung**
Mithilfe dieses Arbeitsblatts wird die Therapeutin motiviert und sensibilisiert, den Fokus auf einen oftmals zu wenig beachteten Aspekt zu legen: die Körperhaltung. Diese wirkt sowohl auf das Gegenüber als auch auf die eigene Befindlichkeit und ist deshalb »doppelt« wichtig.

**AB 55 Kleines Wortprotokoll**
Hier wird der Klientin verdeutlicht, dass der Sokratische Dialog, wie er mit ihr zur Anwendung kommt, eine praktische Vorgehensweise und Hilfe für den Alltag sein kann, keine abgehobene theoretische Diskussion. Dies soll ermutigen und motivieren, sich auf diesen Prozess einzulassen.

**AB 56 Kurzer Dialog zum sokratischen Fragen**
Der Klientin wird verdeutlicht, dass konzentriertes Aufnehmen von Gesagtem – auch wenn das genaue Hinhören und Nachfragen der Therapeutin gerade einmal »nerven« sollte – entscheidend hilfreich sein kann für gewünschte Veränderungen einer bestimmten Lebenseinstellung.

**INFO 4 Drei Filter**
Die Anekdote *Drei Filter* ist hier so erzählt, dass einige Elemente des Sokratischen Dialogs deutlich werden. Der Klientin werden die beiden Disputationskriterien »Stimmt das?«, »Ist das hilfreich?« und die Möglichkeit des Perspektivwechsels aufgezeigt. Außerdem erhält sie einen Eindruck vom verblüffenden sokratischen Fragen. Die Therapeutin bekommt durch die Benennung der angewandten Techniken ein authentisches Anwendungsbeispiel zum Sokratischen Dialog.

**AB 57 Meinungen**
Die Therapeutin erhält Anregungen, über ein Wortspiel die Klientin an die Subjektivität eigener Meinungen heranzuführen.

**AB 58 Meinungen drücken nur Meinungen aus**
Der Klientin wird die Subjektivität von Meinungen verdeutlicht. Außerdem wird ihr aufgezeigt, dass wir zu etwas, das wir nicht wissen, selten neutral stehen können.

**AB 59 Metagespräch**
Das Arbeitsblatt enthält Erläuterungen und konkrete Anleitungen für die Therapeutin, wie sie – wenn nötig oder hilfreich – mit ihrer Klientin in ein Gespräch über das Gespräch kommen kann, um damit eine konstruktive Arbeitsatmosphäre beizubehalten bzw. aufzubauen (vgl. Horster 1994).

**AB 60 Perspektiven**
Mithilfe dieses Arbeitsblatts wird die Klientin mit der Möglichkeit vertraut(er) gemacht, Ereignisse aus verschiedenen Blickwinkeln zu betrachten. Sie kann erkennen, dass mit unterschiedlichen Sichtweisen auch entsprechend unterschiedliche Einschätzungen und Folgehandlungen einher gehen.

**AB 61 Verhältniskrankheit oder Morbus praepositionis**
Die Therapeutin möge regelmäßig darauf achten, dass sie und ihre Klientin sich im Verlauf eines Gespräches nicht zu sehr verkrampfen – mental wie körperlich. Dieses Arbeitsblatt gibt hierzu einen entsprechenden Impuls.

Ihre Therapeutin liest Ihnen die folgende Geschichte vor. Bitte lesen Sie mit. Anschließend werden Sie gebeten, die Geschichte nachzuerzählen.

**Vom flüchtigen Eindruck zur Persönlichkeitseigenschaft**

Er steht im Bad, rasiert sich beim offenen Fenster. Denkt dabei an das Buch, das er schreibt. Über den Menschen, seine Wahrnehmung, sein Denken. Der Rasierer summt leise. Durch das Fenster sieht er ein Nachbarhaus, wo andere Menschen denken, essen, sich rasieren. Schon lange beschäftigt er sich mit dem Sokratischen Dialog. Da bekommt er oft den Eindruck: So gut wie nichts an dem, was wir denken, ist wirklich richtig. Tja, vielleicht stimmt das sogar. Der Rasierer summt langsamer, leiser. Wie kann er, denkt er, diesen Eindruck in seinem Buch am besten darstellen? Mit einem einfachen, alltäglichen Beispiel? Das Lämpchen am Rasierer leuchtet nicht mehr grün, sondern rot. Akku fast leer, kaum noch Schneidekraft im Rasierer. Er denkt an die Wahrnehmungen des Menschen, schaut aus dem Fenster und steckt den Rasierer auf die Ladestation. Er wird ihn kurz aufladen, zehn Minuten sind genug. Kleine Pause, in der Zeit kann er ein bisschen aufräumen. Und dann weiter rasieren.

Er räumt auf, denkt nach und geht wieder ins Bad. Der Rasierer summt fröhlich. Wieder schaut er dabei aus dem geöffneten Fenster, sieht eine Nachbarin, die ihre Blumen auf dem Fensterbrett gießt.

Und da hat er es. Eine für ihn absolut faszinierende, wenngleich für das Weltgeschehen kaum bedeutsame Erkenntnis: Wenn seine Nachbarin schon vorhin beiläufig gesehen hat, wie er sich rasiert und jetzt – nach vielleicht einer Viertelstunde – die Blumen gießt und abermals hinüberschaut: Was wird sie denken?

Natürlich wird sie – muss sie? – denken: »Meine Güte, der rasiert sich ja schon fast eine halbe Stunde! Menschen gibt's …« Dass er zwischendurch eine Pause gemacht hat, auf diese Möglichkeit wird sie gar nicht erst kommen. Nicht weiter darüber nachdenkend, ob er nur dieses eine Mal besonders lang oder kurz rasiert, schließt sie – ohne es zu bemerken – auf »sein Rasieren«. Sie wird die Wahrnehmung haben, dass das eben so ist. Immer.

Und jetzt folgt ein – wiederum für die Welt vielleicht unbedeutendes – Gespräch auf der Straße. Später am Tag. Die Nachbarin trifft eine Freundin. Diese erzählt, wie sie ihrem Mann heute gesagt habe, als er sich rasierte: »Was machst du eigentlich so lange, so einen dichten Bart hast du doch gar nicht!« Tja, was würde die Nachbarin wohl antworten? Vielleicht oder bestimmt sogar: »Ja ja, die Männer beim Rasieren. Gegenüber wohnt einer, der rasiert sich jeden Tag eine halbe Stunde lang!«

Erzählen Sie jetzt die Geschichte nach.

Nach dem Erzählen: Haben Sie die nachfolgenden Punkte erwähnt? Wenn ja, setzen Sie einen Haken in das entsprechende Kästchen (✓), wenn nein, einen Schrägstrich (/).

- ☐ Die Nachbarin sah vor dem Aufladen schon, dass er sich rasierte.
- ☐ Die Nachbarin sieht nach dem Aufladen, wie er sich rasiert. Sie schließt daraus wie selbstverständlich, dass er sich schon eine ganze halbe Stunde rasiert.
- ☐ Sie schließt daraus auf das Rasieren der Männer insgesamt.
- ☐ Sie erzählt, dass sich ein Mann von gegenüber jeden Tag eine halbe Stunde rasiert.

 

Vieles denken wir immer wieder, teilen es anderen mit. Damit wird es bekannter, selbstverständlicher, jedoch nicht unbedingt richtig oder richtiger!

Das folgende Zitat reflektiert klar und deutlich über die Bedeutung und Auswirkung von Gedanken und Worten. Schauen Sie nach, woher das Zitat kommt. Recherchieren Sie im Internet.

> Achte auf deine Gedanken, denn sie werden Worte.
> Achte auf deine Worte, denn sie werden Handlungen.
> Achte auf deine Handlungen, denn sie werden Gewohnheiten.
> Achte auf deine Gewohnheiten, denn sie werden dein Charakter.
> Achte auf deinen Charakter, denn er wird dein Schicksal.

Nach dem Recherchieren: Was hat Ihre Recherche ergeben? Charles Reade, Ralph Waldo Emerson, Talmud, chinesisches Sprichwort oder …? Die Quelle ist nicht eindeutig zu klären, und doch wird sie oft einem Urheber zugeschrieben.

**Wichtig**

Übertragen wir das Ergebnis. Wahrscheinlich überprüfen wir unsere Gedanken und unsere Schlussfolgerungen generell zu wenig. Man muss zugeben, dass Prüfen eine Handlungsbremse sein kann, denn im Prozess des Untersuchens ist nicht klar, was wie zu tun ist. Stattdessen, um immer handlungsbereit zu bleiben, verstärken wir durch entsprechende Verhaltensmuster unsere Denkmuster. Eines bestärkt und verstärkt das andere. Sehr hilfreich und sinnvoll – wenn es denn angemessen ist. So erleben wir oft Verhaltensketten mit zweifelhaftem Ursprung oder aufgrund eines … Fehlalarms!

Lesen Sie die folgende Geschichte. Wenn Sie Ihnen gefällt, wenn Sie erleben, dass etwas Wichtiges darin angesprochen wird, lesen Sie die Geschichte erneut. Lesen Sie die Geschichte anderen Menschen vor, z. B. Ihnen Nahestehenden im Kreis der Familie.

**Buddha und der Hase**

In Indien schlummerte einst ein Hase unter einem Mangobaum. Nach einer Weile schlief er tief und fest. Plötzlich gab es einen sehr lauten Knall und der Hase erwachte. Er bekam schreckliche Angst und dachte: »Das ist das Ende der Welt.« Und begann zu rennen.

Als die anderen Hasen, seine Freunde und seine Familie, ihn sahen, wie er vor Todesangst rannte, fragten sie: »Was ist los?« Der Hase antwortete ihnen: »Die Welt geht unter! Das ist das Ende!« Sie erschraken zutiefst und folgten ihm. Und auch die Hirsche sahen die wilde Flucht und fragten: »Was ist? Was passiert? Warum lauft ihr so schnell?« Die Hasen riefen entsetzt: »Weil die Welt untergeht!« Die Hirsche bekamen Angst und schlossen sich ihnen an.

So trieb es eine Tierart nach der anderen zu den flüchtenden Hasen und Hirschen. Bald donnerten Elefanten und Nashörner in panischer Furcht über die Erde, Löwen, Tiger, und Leoparden rannten, auch Krokodile und Schlangen glitten voran, so schnell sie nur konnten. Die Welt bebte, als schließlich das gesamte Tierreich in die hetzende Flucht einfiel, die bald zum Tod aller Tiere geführt hätte. Große Tiere hätten kleine zertrampelt. Die Davongekommenen wären vor Erschöpfung gestorben, verdurstet und verhungert.

Zu dieser Zeit hatte Siddhartha Gautama, der Erwachte, der Buddha, die Gestalt eines weisen Einsiedlers angenommen. Als er die Tiere in ihrer Panik vorbeihetzen sah, fragte er die letzten, vielleicht waren es die Schnecken: »Was ist passiert? Warum lauft ihr so schnell?« Und sie, vielleicht die Schnecken, antworteten: »Weil die Welt untergeht!«

»Das kann nicht sein«, entgegnete Buddha, »denn die Welt geht noch nicht zu Ende. Lasst uns herausfinden, was hier vorgeht!« Er befragte eine Tierart nach der anderen, schälte den Kern dieser Angstzwiebel, verfolgte die Spur zurück bis zu den Hirschen – und schließlich bis zu den Hasen.

Alle antworteten ihm auf seine Frage, warum sie so rannten: »Weil die Welt untergeht!« Und schließlich fragte Buddha die Hasen, woher sie das wüssten. »Er hat es gewusst«, antworteten sie und zeigten auf den hechelnden, hoppelnden Hasen, der immer noch weit vorne rannte. Wenn auch bereits mit letzter Kraft. Buddha wandte sich zu ihm und fragte: »Wo warst du und was hast du gemacht, als du dachtest, die Welt würde untergehen?« »Ich lag«, antwortete der Hase, »unter einem Mangobaum und schlief. Und da knallte es laut und schrecklich. Das Ende der Welt!«

»Du hast«, antwortete Buddha nach kurzem Überlegen, »wahrscheinlich gehört, wie eine Mangofrucht fiel und mit einem Knall aufschlug. Das Geräusch wird dich erschreckt haben. Du dachtest, dass die Welt untergeht und hast Angst bekommen. Lass uns zurück zu dem Baum gehen, ja? Lass uns sehen, ob es so war.« Sie gingen zu jenem Baum, unter dem der Hase geschlafen hatte. Sie fanden die Mangofrucht. Sie hörten, wie eine andere fiel und mit schrecklich lautem Knall aufschlug.

So rettete Buddha, in der Gestalt des Einsiedlers, das Reich der Tiere vor seiner Vernichtung.
(nach Lotz & Diekstra, 2003)

 

Ob ein Ereignis bei einer Person eine Emotion hervorruft, und wenn ja, welche Emotion (Freude, Trauer, Angst usw.) und mit welcher Intensität, hängt davon ab, wie die Person das Ereignis interpretiert – insbesondere, wie sie es relativ zu ihren Zielen und Wünschen bewertet (Reisenzein, 2000).

Die Bewertung ist – metaphorisch gesprochen – das Herz jeder Kognition. Sie stellt entscheidend die Weichen für nachfolgende Gefühle, Körperreaktionen und Handlungen. Wenn in diesen drei Bereichen dauerhafte Veränderungen gewünscht sind, ist es besonders lohnend, sich mit den Bewertungen zu beschäftigen, konkreter und genauer gesagt: die Bewertungen auf ihre *Angemessenheit* hin zu prüfen. Dies geschieht in der Disputation.
Die typische Frage für eine Bewertung heißt:

- »Wie finden Sie das?«

Die Antworten auf diese Frage lauten im weitesten Sinne von *gut* bis *schlecht*. Interessanterweise antworten Klientinnen jedoch auch mit Gefühlen, Handlungen oder weiteren Gedanken. Etwa:

- Gefühl: traurig, frustrierend, ärgerlich, es macht mir Angst; lustig, wohltuend
- Handlung: nicht zum Aushalten, ich könnte weglaufen, zum Draufhauen, zum Weinen, unannehmbar, schwer nachzuvollziehen; ich könnte mich vor Lachen ausschütten
- Denken: rätselhaft, merkwürdig, typisch, überraschend, erstaunlich

Sie können diese Antworten aufnehmend weiterführen und wiederholt fragen:

- »Und wie finden Sie, dass es … (z. B. ärgerlich, zum Weinen, erstaunlich) ist?«

**Beispiel**

K: Jetzt bin ich zum zweiten Mal durch die Führerscheinprüfung gefallen.
T: Wie finden Sie das?
K: Das macht mich traurig.
T: Und wie finden Sie, dass Sie traurig sind?
(Wie finden Sie, dass es Sie traurig macht?)

Eine weiterführende Frage auf die Antwort »Wie finden Sie das« – in Richtung Werteorientierung – kann lauten:
T: In Bezug auf was finden Sie das traurig?

**Und jetzt: Übung zu Bewertungen**

Achten Sie in Ihrem Therapiealltag bei fünf Gesprächen auf Bewertungen.

(1) Sind sie von der Klientin explizit genannt?

(2) Wenn nein, fragen Sie nach: »Und wie finden Sie das?«

Kreuzen Sie die entsprechende(n) Rubrik(en) an.

| Datum | | | | | |
|---|---|---|---|---|---|
| Namenskürzel der Klientin | | | | | |
| Vor der Stunde: Ich nehme mir vor, auf Bewertungen zu achten. | | | | | |
| Ich habe auf Bewertungen geachtet. | | | | | |
| Ich habe das Gespräch auf Bewertungen gelenkt. | | | | | |
| Ich habe vergessen, auf Bewertungen zu achten. | | | | | |

In dem Wort *bewerten* steckt sehr offenkundig das Wort *Wert*. Und *Wert* hat einerseits eine materielle Bedeutung, andererseits drückt er viel weitläufiger eine subjektiv geschätzte Qualität, eine ideelle Vorstellung aus. Jeder von uns hat seine Wertvorstellungen, seine Werteorientierungen; und diese können von Mensch zu Mensch sehr verschieden sein. Auch wenn sie uns interessanterweise oftmals wenig bewusst sind, so sind sie die treibende Kraft, bilden die Zentralstelle unserer Beurteilungen.

**Wichtig**

Fast jede Meinung – vielleicht sogar jede? – ist mit einer Beurteilung, einer Bewertung verbunden. Wir wollen eigentlich nicht nur ausdrücken, dass etwas so ist oder wie etwas ist. Wir wollen auch sagen, wie wir das finden. Wir wollen für uns Stellung beziehen, um die Informationen einzuordnen. Die Bewertungen stellen entscheidend die Weichen für unsere Gefühle, Körperreaktionen und Handlungen.

Die Grundfragen für Bewertungen lauten:
- Wie bewerten Sie das für sich?
- In der Alltagssprache: Wie finden Sie das?

Lesen Sie die folgenden kurzen Dialoge. Bekommen Sie ein Gespür dafür, dass in vielen Aussagen Bewertungen nicht ausdrücklich mitgeteilt werden.

K: Vorhin habe ich die neue Gewürzmischung probiert.
T: Und wie finden Sie, dass Sie diese probiert haben?
K: Das finde ich gut.
T: Und wie finden Sie die Gewürzmischung?
K: Schrecklich!

K: Auf dich kann man sich nicht verlassen.
T: Und wie findest du das?
K: Das finde ich furchtbar.

K: Ich habe mir heute die neue Wohnung angesehen.
T: Und wie finden Sie, dass Sie das gemacht haben?
K: Das finde ich prima.
T: Wie gefällt Ihnen die Wohnung?
K: Die ist wunderschön.

K: Die neue Aushilfe macht eine prima Arbeit.
T: Und wie finden Sie das?
K: Für mich nicht gut. Bisher war ich immer der Beste in unserer Gruppe.

In den folgenden Aussagen fehlen die Bewertungen. Als wenn sie klar wären! Fügen Sie eine mögliche Bewertung an.

(1) Jetzt komme ich schon zur zweiten Anprobe und der Maßanzug passt immer noch nicht.

..............................................................................................................................

..............................................................................................................................

(2) Sie haben Hundekot an Ihrem Schuh und haben den schon durch die ganze Wohnung getragen.

..............................................................................................................................

..............................................................................................................................

(3) Oh, ich habe heute Nacht gut geschlafen.

..............................................................................................................................

..............................................................................................................................

(4) Du hast extra für mich einen Kuchen gebacken. Ja, wie finde ich denn das?!

..............................................................................................................................

..............................................................................................................................

Lesen Sie die aufgeführten Beispielsituationen (5) bis (8) mit den jeweiligen Reaktionen. Tragen Sie in die freie Zeile eine mögliche Bewertung ein, eine Vermutung darüber, wie die Person die Lage beurteilt, damit die gezeigte Reaktion verständlich und nachvollziehbar wird. Anmerkung: Verständlich und nachvollziehbar bedeuten nicht, dass die Reaktionen konstruktiv und sinnvoll sind. Es zeigt lediglich, dass die Handlungen eine Folge der Bewertungsausrichtungen sind.

(5) Herr G. soll einen Vortrag halten.

..............................................................................................................................

..............................................................................................................................

Er hat Angst, schwitzt bei dem Gedanken und überlegt, ob er sich krankmeldet.

(6) Frau S. soll einen Vortrag halten.

..............................................................................................................................

..............................................................................................................................

Sie freut sich, ist aufgeregt bei dem Gedanken und schaut heute Abend gleich in ihrem Bücherregal nach, ob sie Material finden kann.

(7) Die S-Bahn fällt aus.

..............................................................................................................................

..............................................................................................................................

Herr P. ist ziemlich verärgert, spürt sein Herz schneller schlagen und schleudert seine Aktentasche auf die nahestehende Sitzbank.

(8) Die S-Bahn fällt aus.

..............................................................................................................................

..............................................................................................................................

Frau M. ist leicht frustriert, atmet etwas schneller, holt ihr Buch aus der Aktentasche und beginnt zu lesen.

**Wichtig**

Noch einmal: Wir erleben etwas, sind einem *Reiz* ausgesetzt: Wir hören, sehen, riechen, schmecken, tasten etwas. Welche Gefühle wir infolge eines Reizes empfinden, mit welcher Intensität und wie wir uns anschließend verhalten, hängt entscheidend davon ab, welche Gedanken wir uns über diesen Reiz machen, wie wir ihn – um das Wort zu wiederholen – *erleben*. Dies wiederum hängt letztendlich davon ab, wie die eigenen Bewertungen aussehen, die wir den Geschehnissen zuschreiben.

Eins allein
Ohn' Rahmen
Kann schwer sein.
*N. Lotz*

Der folgende metaphorisch gestaltete Dialog bietet Anregungen, über den Tellerrand der sokratischen Diskussion hinauszuschauen. Passen Sie eigene Lebenseinstellungen an die kognitiven Veränderungen an, die Sie durch die Disputation gefunden haben. In diesem größeren Rahmen haben die neuen Perspektiven eine stabilere Chance zur Umsetzung und Beibehaltung.

Lesen Sie mit verteilten Rollen: T: Therapeut(in), K: Klient(in)

T: »Nahrungsergänzungsmittel« – vielleicht stimmt die Metapher auch nicht …

K: Welche?

T: Die von den Nahrungsergänzungsmitteln …

K: …?

T: Na ja, »stimmt – stimmt nicht«! Das kann ja auch ein typischer Denkfehler sein. Schwarz-Weiß-Denken, Alles-oder-Nichts, Über- und Untertreibung. Hm. Vielleicht stimmt die Metapher ja immerhin teilweise oder, hm, trifft nur teilweise nicht zu …

K: Ich versteh' nur Bahnhof.

T: Bahnhof? Ha, ich glaube, ja, das könnte es sein! Wissen Sie, woher die Redewendung kommt?

K: Welche?

T: »Ich verstehe nur Bahnhof.«

K: Ach das … Nein, weiß ich nicht.

T: Es gibt zwei ähnliche Erklärungen. Die Redewendung entstand in den 1920er Jahren – da ist man sich einig. Laut Duden bedeutet sie so etwas wie: Jemand plant eine Reise mit der Bahn; der Ausgangspunkt ist also der Bahnhof. Der Betreffende hat Reisefieber, denkt nur noch an die Reise und damit an den Bahnhof. »Bahnhof«, denkt er, kann sich auf kaum etwas anderes konzentrieren, kann auch nicht recht zuhören. Er versteht eigentlich »nur Bahnhof«.

K: Ist ja spannend.

T: Finde ich auch. Die zweite Erklärung aus anderen Wörterbüchern ist spezifischer. Sie beschreibt Soldaten aus und nach dem Ersten Weltkrieg. Viele wünschten sich nur eins: Bloß weg von der Front, bloß nach Hause. In den Zug steigen und endlich zurück zur Familie. Nur ein Wunsch war da: nach Hause. Und damit wieder der Bahnhofsgedanke. Alles andere interessiert nicht. Also die Fixierung auf ein einziges Thema und gleichzeitig auch die Zurückweisung aller anderen Themen.

K: Okay, interessant. … Und was wollen Sie jetzt damit sagen?

T: Hm. Danke, dass Sie uns zum Thema zurückführen. Also: Ich glaube, wenn jemand fixiert ist, stark überzeugt – auch ein köstliches Wort dieses »über«zeugt, nicht nur gezeugt, sondern überzeugt – egal. Wenn jemand also deutlich ausgerichtet ist auf etwas, dann ist er für anderes, ich meine Nicht-Ergänzendes, Andersläufiges, Entgegengesetztes wenig bis gar nicht offen. Er versteht nur seinen gewohnten »Bahnhof«. Um wieder offen zu werden, müssen erstmal die Bereitschaft hergestellt und neue Rahmenbedingungen geschaffen werden.

K: Ich bin mir gerade nicht sicher, ob ich Sie verstehe.

 

T: Hm, warten Sie. Ein Beispiel: Nur weniger Schokolade essen zu wollen oder nur mehr Sport zu treiben – ich glaube, nur ein einziges verändern zu wollen, das kann wirklich schwierig sein. Die Lebenshaltung, die Lebenseinstellung ist wie ein Bollwerk. Bei einer nicht auf Freude und Lust basierten Veränderung, einer »neuen Mode« – weniger Schokolade, mehr Sport – versteht dieses Bollwerk nur »Bahnhof, Bahnhof«. Das geht gar nicht wirklich tief rein.

K: … Ähm … Und die Metapher von den Nahrungsergänzungsmitteln …?

T: Es scheint bei vielen von diesen Mitteln so zu sein, dass sie wirken, aber auch nicht so, wie man es sich erhofft. Und es scheint, dass Menschen sie tendenziell überdosieren und sie dann sogar schädlich sein können. Mehr ist halt nicht immer besser! Also: Die positiven Wirkungen scheinen gerade deshalb oft so beschränkt zu sein, weil die einzelnen Nahrungsergänzungsmittel, diese isolierten Stoffe – und jetzt kommt, was ich sagen will – nicht eingebunden sind in ihre natürliche Gesamtheit. Ein spezieller Inhaltsstoff der Tomate ist z. B. das sogenannte Lycopin. Man diskutiert, ob es gegen die Vergrößerung der Prostata hilft bzw. gar bei Prostatakrebs. Was macht also die Pharmaindustrie? Sie isoliert Lycopin – toll, dass das überhaupt geht – und stellt entsprechende Kapseln her. Hilft es? Teilweise? Kaum bis gar nicht? Wahrscheinlich, hm, ist es besser, Tomaten als Ganzes zu essen. Warum? Weil hier das Lycopin natürlich eingebunden ist, nicht allein, sondern gewissermaßen aus dem Rahmen der Tomate wirkt.

K: Aus dem Rahmen der Tomate …?

T: Ja, kann sein, das ist etwas schräg ausgedrückt. Vielleicht besser: als Teil einer größeren Eingebundenheit. Hm, ich sag's mal klotziger: Weniger Schokolade – das muss eingebettet sein in ein neues Lebenskonzept. Ich habe Lust auf Schoko, Pommes, Majo, Cola, Zigaretten, Computerspiele – das will ich nicht mehr. Doch mir alles zu verbieten, das hilft nicht nur nicht, das vergrößert noch den Frust, weil ich das nicht schaffe. Was wiederum nur die Lust auf und die verzehrte Menge an Schoko, Pommes, Majo, Zigaretten und Computerspiele steigert. Wir müssen diesen Wunsch deshalb einbetten in eine andere Lebensphilosophie, in andere Angewohnheiten, die zur neuen Ausrichtung passen. Zum Beispiel Yoga oder Qi Gong, Telefonieren statt SMS, Postkarten schreiben statt nur mailen, das iPhone abends ausschalten und weg vom Bett legen, Treppen steigen statt auf den Aufzug zu warten, Kartoffeln kochen statt nur Pizza auftauen, einen ausgesuchten Tee in der vorgewärmten Kanne mit auf eine bestimmte Temperatur erhitztem Wasser überbrühen, statt nur einen Teebeutel in siedendes Wasser zu legen, und, und, und …

K: Wow! Uff! … War ganz schön viel! … Aber … na ja … was hat das jetzt mit dem Sokratischen Dialog zu tun?

T: Tja, was …?

Gehen Sie der letzten Frage nach und beantworten Sie diese im Gespräch mit Ihrer Therapeutin bzw. Ihrem Therapeuten. Lesen Sie dazu noch einmal den kurzen Dreizeiler vom Anfang des Arbeitsblatts.

## AB 50 Gedanken bestimmen das Fühlen und Handeln

Humorvoll wird im Folgenden ein bedeutsames, für unser Leben einflussreiches Thema pointiert betrachtet: die zentrale Bedeutung der eigenen Gedanken für unser Fühlen und unser Handeln. Und dies, auch wenn wir uns scheinbar (!) »keine Gedanken machen«.

Lesen Sie den folgenden Text.

Wenn ich nicht frage »warum«,
bleibe ich teilweise dumm.
Wenn ich nicht frage »für was«,
plappere ich mal über dies, mal über das.

Nehmen Sie dazu Stellung. Formulieren Sie im Gespräch mit Ihrer Therapeutin bzw. Ihrem Therapeuten, ob und in welche Richtung Sie der Text anspricht.

Lesen Sie weiter.

Gedanken, die stimmen, können mein Leben bestimmen.
Gedanken, die nicht stimmen, können mein Leben genauso bestimmen.
Ich bestimme, was (für mich) stimmt. Das wird mich dann bestimmen.
Wenn ich nicht bestimme, was für mich stimmt, dann bestimmt mich das, was in mir spinnt.

- Würden Sie den Aussagen zustimmen?
- In welcher Weise wollen Sie sich nach den Aussagen in Ihrem Leben richten?
- Beantworten Sie beide Fragen im Gespräch mit Ihrem Therapeuten bzw. Ihrer Therapeutin.

 

# AB 51 F-E-H-L-E-R

T

Schneiden Sie die Rechtecke mit den Buchstaben aus.

| E | E | F |
|---|---|---|
| H | L | R |

Wenn Sie bei der Erörterung bzw. bei der Disputation mit Ihrer Klientin einen »Fehler« entdecken, drücken Sie es konstruktiv-aufbauend aus, z. B.:

- Ah, da erkennen wir einen FEHLER; ja, wir benennen dich als FEHLER. Prima, dass wir dich erkannt haben.
- Nein, wir wollen dich nicht behalten.
- Wir ändern unsere Perspektive.
- So kann aus einem … [Sie legen Ihre Buchstabenzettel entsprechend nebeneinander, sodass die Klientin diese – zu ihr gedreht – gut lesen kann] … FEHLER ein – verändern Sie bitte die Reihenfolge der Buchstaben, damit ein anderes Wort entsteht [die Klientin verändert] … ja, ein HELFER werden kann.
- [Sie legen die Buchstabenzettel wieder zum Wort FEHLER] Ein Fehler … [Sie verändern die Reihenfolge der Zettel zum Wort HELFER] … kann zum HELFER werden. Wenn wir unangemessenes, nicht hilfreiches Denken bei Ihnen erkannt haben, sozusagen F [Sie nehmen das F weg, legen es deutlich auf die Seite], dann lösen wir uns von den möglichen negativen Begleitgefühlen und Vorstellungen zu diesem Wort; wir machen uns gleichsam diesbezüglich leer. [Sie nehmen das H weg, legen es deutlich auf die andere Seite, ordnen die verbleibende Buchstabenfolge ELER zu LEER.]. Leer. Jetzt haben wir die wunderbare Gelegenheit, dass das F – für Fehler – zum H [Sie legen den Buchstaben H auf das F] – für Helfer werden kann, zu Helfendem, zu Heilsamem.

Wählen Sie von den Fehler-Umschreibungen eine aus, die Sie anspricht und inspiriert.

Fehler sind das Tor für Entdeckungen.

James Joyce

Einen Fehler zu machen
und ihn nicht zu korrigieren –
das erst heißt
wirklich einen Fehler zu machen.

Konfuzius

Der einzig wirkliche Fehler ist der,
von dem wir nichts lernen.

Henry Ford

Vor Fehlern ist niemand sicher,
das Kunststück besteht darin,
denselben Fehler nicht zweimal zu machen.

Sir Edward Richard George Heath

Wenn Du einen Fehler machst,
gibt es nur drei Dinge, die Du immer tun solltest:
Nimm ihn an,
lern davon,
wiederhole ihn nicht.

Paul Bear Bryant

Nicht wie wir Fehler machen,
sondern wie wir sie korrigieren,
das definiert uns.

Die Geschichte beschreibt eine Disputation, die bei der *Fusion* von Wörtern ansetzt. So wird die *Verschmelzung* benannt, mit der jeder Gedanke mit anderen Gedankenketten, Gefühlen, Körperreaktionen und motorischen Handlungsimpulsen aufs Engste verbunden, d. h. verschmolzen ist.

»Was darf's sein?«, fragt der Kellner.

»Für mich einen Kaffee. Schwarz«, antwortet Sarah.

»Latte Macchiato Caramel, bitte«, antwortet Babs.

Sarah kommentiert leicht spöttisch: »Wie exotisch.«

Babs lächelt. »Eine kleine Selbstbelohnung.«

»Das?«, fragt Sarah. »Ein Latte Macchiato Caramel? Das schmeckt dir?«

»Keine Ahnung. Ich habe noch nie einen getrunken. Meine aktuelle Selbstbelohnung: Neues ausprobieren. Im ganz kleinen Rahmen.«

»Aha.« Sarah schaut ihre Freundin so verblüfft an, dass Babs lachen muss. Sie fängt an, von ihrer Therapie zu erzählen und wie wichtig Selbstreflexion und eben auch Selbstbelohnungen seien. Die Belohnung durch andere, erzählt sie, sei auch schön, natürlich: Ein Lob vom Kollegen, eine Gehaltserhöhung vom Chef oder Blumen vom Freund. Das ist alles schön und gut. Aber sich selbst belohnen, erklärt Babs, das ist noch mal eine andere Hausnummer. Genau das sagt sie: »Sich selbst belohnen, wenn wir etwas geschafft oder erreicht haben, was für uns wichtig ist, was sich nicht von selbst eingestellt hat – das ist noch mal 'ne andere Hausnummer.«

»Uff«, sagt Sarah. »Was für eine Therapie machst du eigentlich?«

»Verhaltenstherapie«, antwortet Babs.

Ihre Freundin schnaubt. »Pah! Diese Therapie, wo man nur am Verhalten herumdoktert und nicht nach den eigentlichen Gründen fragt!«

»Von wegen«, antwortet Babs und überlegt. »Also, pass auf! Mein Therapeut führt öfter mit mir den sogenannten Sokratischen Dialog durch. Da geht es um Meinungen, Ansichten, Glaubenssätze, die für uns so verwurzelt und richtig sind, dass wir sie gar nicht in Frage stellen – darauf kämen wir gar nicht! Diese Denkmuster setzten unser Verhalten – Verhaltenstherapie! – und unsere Emotionen in Gang. Aus dieser Vielzahl an Gedankengerüsten pickt man sich nun das heraus, was für einen selbst ungünstig, destruktiv oder einfach nervig ist.«

»Sprich weiter«, meint Sarah skeptisch. Lächelt dann aber doch. »Du läufst ja zu voller Begeisterung auf!«

»Also«, nickt Babs, »wenn wir erkennen, dass eine unserer Meinungen verkehrt oder unsachlich ist, dann ist das eigentlich ganz prima – ja eigentlich! Denn wir können dann umdenken und so möglichweise einen anderen Blickwinkel einnehmen, andere Gefühle zulassen und uns schließlich anders verhalten.«

»Hm«, macht Sarah. »So modern und neu ist das ja auch nicht. Und was hat das mit Caramel …«

»Warte«, unterbricht sie ihre Freundin. »Das wirklich Spannende kommt noch: Denn so vorteilhaft solche neuen Erkenntnisse für uns wären, so stark verteidigen wir paradoxerweise unsere alten Meinungen und Haltungen. Das erlebe ich in der Therapie oft genug – leider! Und genau da wäre es toll, sich, also ich meine jetzt mich, für einen dieser Erfolge zu loben und zu belohnen.«

»Klingt gut«, gibt Sarah zu. »Ich weiß nur noch nicht …«

»Entschuldige«, sagt Babs, »dass ich dir nochmal ins Wort falle.«

»Schon okay. Scheint 'ne echte Wortfalle zu sein.«

»Du Süße, du! Stell dir vor … du willst selbst zur Therapie gehen.«

»Habe ich mir schon manchmal überlegt.«

»Und du sprichst gerade mit einem Freund – nein, willst du immer weiter schweifen? Sieh, das Gute liegt so nah! Du sprichst gerade mit deiner besten Freundin Babs und fragst mich, ob mein Therapeut zu empfehlen sei. Ich bejahe das nachdrücklich. Dann fragst du mich mit Interesse: ›Nach welcher Methode arbeitet der?‹ Ich antworte ›Verhaltenstherapie‹, und sofort klappt deine Kinnlade nach unten. Du bist nicht mehr interessiert, dafür abwehrend, und du sagst: ›Nix für mich, da doktert man ja nur am Verhalten herum‹. Schon klar, beste Freundin Sarah: Ob das Wort ›Verhaltenstherapie‹ ein hilfreiches ist, sei mal dahingestellt. Aber jetzt kommt's: Ich frage dich: ›Woher weißt du das? Woher weißt du, dass er nur am Verhalten herumdoktert?‹

Sarah kaut an ihrer Unterlippe. »Was man halt so hört, denke ich. Vielleicht auch nur das Wort selbst: Therapie des Verhaltens eben.«

Babs nickt. »Die sokratische Frage hieße dann: Woher weißt du das? Und ich glaube, da wir das hier nicht live durchführen müssen, jetzt würde das Eis dünn werden.«

»Könnte sein … das mit dem dünnen Eis.« Sarah überlegt, dann lacht sie. »Eine andere Frage wäre: Wo bleibt unser Kaffee?«

Sie winken den Kellner herbei, der sie tatsächlich vergessen hat. »Das war«, fragt er nach, »ein schwarzer Kaffee und eine Latte Caramel?«

»Bitte zweimal den Caramel-Kaffee«, antwortet Sarah und grinst in Babs' verwirrtes Gesicht.

»Was?«, fragt Sarah. »Wenn ich dich richtig verstanden habe, geht es nicht nur um die große Belohnung am Ende, wenn alles getan ist. Auch zwischendurch ist das schön und wichtig, so 'ne Art Teilstreckenbelohnung.«

Babs nickt.

»Und ich«, meint Sarah, »habe gerade etwas kapiert.«

»Aber du magst doch gar keine Latte Caramel?«

Sarah kichert. »Wer weiß? Ich hab' noch nie einen probiert!«

Und da lachen sie beide.

 

Auf diesem Arbeitsblatt betrachten Sie den Einfluss unserer Gedanken auf unsere Befindlichkeit – aus einer ungewöhnlichen Perspektive. Lesen Sie den Text in Ruhe zu Hause.

**Kalte, warme und heiße Kognitionen – welche Temperatur darf es sein?**
Stellen Sie sich vor: Drei Studenten (wir nennen sie Karl, Walter und Heiner, weil die beiden Anfangsbuchstaben eines Jeden die gleichen sind wie eine zu benennende Eigenschaft) sitzen – jeder für sich – in einem Café, trinken Cappuccino und die folgenden Gedanken ziehen durch ihre Köpfe: »Nächste Woche schreibe ich meine letzte Prüfung in diesem Semester. Sie findet im großen Hörsaal statt.« Diese Gedanken treffen wie alles, was die drei Personen erleben, auf ihre vorgefertigten Wahrnehmungsraster und Wertekonzepte. Mit diesen – wir können auch sagen: aufgrund von diesen – reagieren sie mit weiteren Gedanken auf die Sätze bzw. nehmen diese bereits schon in einer entsprechenden Weise wahr. Albert Ellis (1913–2007), ein bekannter US-amerikanischer Psychologe, unterscheidet drei Arten von Kognitionen bzw. Kognitionsmuster: kalte, warme und heiße.

**Kalt:** Karl denkt diese Sätze und bleibt relativ gelassen. Keine deutlichen Gefühle werden ausgelöst, keine weiteren bewussten Denkprozesse in Gang gesetzt. Er bleibt entspannt, es lässt ihn buchstäblich »kalt«. Doch, es fällt ihm noch etwas ein: »Brille nicht vergessen«, damit die Augen nicht zu sehr angestrengt werden. Aber das hat auch keine aufregende Wirkung.

**Warm:** Als Walter diese Sätze denkt, werden weitere Denkprozesse angekurbelt: »Ich will diese letzte Klausur gut bestehen, am liebsten sehr gut. Dann kann ich die Note meiner ersten Klausur ausgleichen und brauche nicht in die mündliche Prüfung. Vor der hätte ich Angst. Na ja, hoffentlich klappt es! Ansonsten müsste ich halt den anderen Weg auf mich nehmen.« Walter spürt Aufregung, Anspannung und eine gewisse Befürchtung. Man könnte sagen: Ihm wird »warm« dabei. Dennoch ist er zuversichtlich und hat schon einen zweiten Weg für sich formuliert.

**Heiß:** Auch Heiner denkt an die Klausur: »Ich muss die unbedingt bestehen, irgendwie! Wegen der Note, aber vor allem: Wie stehe ich denn da, wenn ich sie verhaue! Nein, nein, ich darf nicht versagen. Eine furchtbare Idee, durchzufallen – schrecklich!« Sein Herz schlägt heftig, seine Hände werden zittrig, er spürt starke Angst, fast Panik. Ihm wird richtig »heiß«. Er fühlt »sich« bedroht.

Formulieren Sie, ob diese Einteilung für Sie von Nutzen ist, ob sie Ihnen in irgendeiner Weise hilfreich sein kann.

..................................................

..................................................

..................................................

..................................................

..................................................

..................................................

..................................................

Bei vielen Tätigkeiten, bei sportlichen Aktivitäten oder beim Spielen eines Musikinstruments kommt es entscheidend auf die »richtige Haltung« an: Erst durch sie werden bestimmte Bewegungen und Dynamiken möglich. Sie drücken auch immer eine emotionale wie mentale Haltung aus. Ob zuerst die Gedanken oder die Emotionen bewusst werden bzw. die entsprechende Einstellung oder aber die körperliche Haltung – das kann unterschiedlich sein. Entscheidend ist, dass beides Hand in Hand geht, sich wechselseitig dynamisch beeinflusst. Bezeichnenderweise drückt das Wort *Haltung* sowohl die geistig-emotionale als auch die körperliche Haltung aus. Humorvoll kann man sagen:

**Wichtig**

Die Haltung bestimmt die Haltung – und umgekehrt.

**Übung zur Haltung**

Experimentieren Sie. Nehmen Sie unterschiedliche Haltungen und Positionen an und ein. Spüren Sie in sich hinein.

(1) Welche körperliche Haltung könnte konstruktiv Ihre mentale Haltung ausdrücken?
(2) Wie können verschiedene Körperhaltungen beeinflussend dazu beitragen, hilfreiche und prüfende Gespräche zu führen?
(3) Welche Position, welcher Körperausdruck schafft es am besten, auch als unangenehm empfundene prüfende Gespräche förderlich zu entwickeln?

Nehmen Sie sich einige Minuten Zeit. Formulieren Sie bestimmte Aussagen eines Gespräches laut und nehmen Sie dazu absichtlich »Haltung an«; spielen Sie unterschiedliche Haltungen durch.

Notizen:

..................................................

..................................................

..................................................

..................................................

..................................................

..................................................

..................................................

..................................................

..................................................

 

Dieses Gespräch verdeutlicht, wie hilfreich die Anwendung des Sokratischen Dialogs auf die Phänomene des Alltags sein kann.

Lesen Sie mit verteilten Rollen. T: Therapeutin, K: Klientin.

K: Seit unserem letzten Gespräch habe ich etwas Platon gelesen.

T: Sie meinen die Dialoge mit Sokrates.

K: Genau, die sein Schüler Platon über ihn geschrieben hat. Das liest sich ganz schön schwierig. Und macht den Eindruck, als gehe es in den Gesprächen immer um ganz komplizierte Angelegenheiten, um hohe Philosophie.

T: Und tut's das nicht?

K: Nein, ich glaube, nicht unbedingt. Also, ich habe zum Beispiel zwei Dialoge gelesen – ehrlich gesagt: zwischendurch ein wenig drübergelesen –, wo es darum geht, was Tapferkeit oder was Tugend ist. Das fand ich schon ziemlich »philosophisch«. Aber auch dort, wissen Sie, geht es stets um die spannende Frage, was und wie wir erkennen. Und das beeindruckt mich: Wir meinen so oft, etwas zu wissen. Für die Richtigkeit dieses Wissens würde so mancher, wenn er wetten würde, sein ganzes Vermögen aufs Spiel setzen. Doch wir bemerken kaum, was wir alles tatsächlich nicht wissen.

T: Na ja, darauf weist Sokrates ja hin. Obwohl man fairerweise sagen muss: Er hält so gut wie nie mit seinem Standpunkt dagegen, sondern versucht, durch von ihm gestellte Fragen den Betreffenden sein Fehlwissen selbst erkennen zu lassen. Übrigens: ganz schön geschickt!

K: Ja, aber auch klug, finde ich. Leider geht es in den Dialogen nie um Alltagsprobleme.

T: Wie meinen Sie: »Alltagsprobleme«?

K: Ich meine, dass wir mal vorgeführt bekämen, wie wir bei alltäglichen Themen unvernünftig und falsch denken, wie oft wir verkehrte Behauptungen und Schlussfolgerungen aufstellen!

T: Haben Sie dabei die Menschen vor Augen, die etwas felsenfest behaupten, aber eigentlich gar nicht oder zu wenig informiert sind?

K: An die auch, aber noch mehr beschäftigt mich etwas anderes. Ich erzähle Ihnen von meinem Tennis heute. Mein Tennispartner ist vor drei Wochen schwer gestürzt. Er war bei Freunden zu Besuch und ist nachts auf der glatten Steintreppe ausgerutscht. Wirklich ein schwerer Unfall. Er war nach dem Sturz ohnmächtig, musste vielfach genäht werden, auch am Kopf. Beim Nähen, wahrscheinlich für den Unfallbericht, aber auch um den Patienten abzulenken, wurde er gefragt, wie es passiert sei, was vorher war usw. Er erzählte, dass er mit Freunden auf einem Weinfest war, dass sie relativ spät nach Hause gekommen sind und er nachts auf Toilette musste … Dann hatte er keine Erinnerung mehr.

T: Die typische Amnesie nach Unfällen!

K: Vor den chirurgischen Maßnahmen wurde sein Blut untersucht, auf Blutgruppe, Gerinnung etc., und dabei wurde auch der Alkoholspiegel bestimmt. Wahrscheinlich wegen des Unfallberichts, der Kostenträger, was weiß ich. Beim Nähen des Arms kamen sie auf das Weinfest zu sprechen, und der Arzt meinte so etwas wie: 0,5 Promille sei ziemlich wenig, ja fast eine Beleidigung für das Weinfest. Ob der Wein nicht geschmeckt hätte!? Also, ich mach's kurz: Im Unfallbericht steht, so sagte mir mein Freund, dass er nach Besuch des Weinfests auf der häuslichen Treppe gestürzt sei – dann werden die genauen medizinischen Folgen aufgezeigt.

T: Ja und was wollen Sie damit sagen? Was ist daran nicht richtig?

K: Das ist besonders spannend – denn es ist ja richtig! Aber wie klingt das wohl für denjenigen, der das liest? Schauen Sie: »häusliche Treppe«. Ja. Doch würde man dabei nicht sofort an die Treppe des eigenen Zuhauses denken? Dabei besuchte er Freunde. Doch jetzt kommt der zentrale Punkt: *Nach* dem Besuch des Weinfests stürzte er. Haha, völlig korrekt. Ja, »nach«! Aber mal Hand aufs Herz: Wenn wir das hören, hören wir nicht automatisch, ich meine, schlussfolgern wir nicht wie selbstverständlich, dass das »nach« ein »weil« ist?

T: Wie meinen Sie das?

K: Hören wir nicht einen Grund, eine Begründung, eine Ursache heraus? Er stürzte nach dem Weinfest … klar, »weil« (!) er stockbesoffen war!!

T: Ich verstehe, was Sie meinen. Ja, das ist wirklich ein gutes Beispiel. Weinfest – okay, man trinkt, trinkt ziemlich wahrscheinlich eher mehr als weniger. Und danach die Treppe hinunterstürzen, ja: Da ist das »danach« wie ein Grund. Was heißt, wie ein Grund – es wird zum Grund.

K: Und so können ziemlich viele Irrtümer in unseren Meinungen entstehen. Den einen wichtigen Grund dafür haben Sie vorhin benannt: viel zu wenig informiert sein, aber dennoch urteilen. Irgendwie müssen wir Menschen zu allen Dingen einen klaren Kommentar haben – wir wollen mitreden. Und der andere Grund: Wir hören etwas falsch heraus, ohne es zu bemerken.

T: Und Sie meinen: Darum geht's beim Sokrates auch …

K: Ja, es geht ihm darum, ob und wie sicher wir unser Wissen … wissen können.

T: Da fällt mir auch eine Geschichte ein, von heute Morgen.

K: Erzählen Sie mal.

T: Ich hatte mir da selbst kurz zugeschaut, bin dem aber nicht weiter nachgegangen. Doch wenn Sie das jetzt so erzählen … also, geben Sie acht! Bei uns war heute der Schornsteinfeger im Haus. Er klingelte an mehreren Wohnungen, unsere Nachbarin unter uns machte als Erste auf. Sie gab ihm die Schlüssel für den Keller. Alles war okay. Ungefähr eine Viertelstunde später gehe ich zu ihr runter, möchte mir eine Leiter ausleihen, sie geht mit mir in ihren Keller, macht dort das Licht an bzw. will es anmachen – aber das Licht funktioniert nicht. Sie probiert noch einmal und noch mal. Ich sage: »Geht nicht, oder?« Sie sagt: »Nee, vorhin ging's noch. Seit dem Schornsteinfeger …« Das ist es, was Sie meinen: »seit (!) dem Schornsteinfeger …!!«

K: Genau, genau. Und dieses »seit«, das wirkt doch …

T: … wie eine Begründung. Jetzt lassen Sie uns mal so richtig tief in die Fantasiekiste greifen: Die Nachbarin ruft später ihren Mann an und erzählt ihm am Telefon: »Du, das Licht ging ja noch vor dem Schornsteinfeger, der muss irgendwas gemacht haben …«

K: Ha! Durch »irgendwas gemacht« und »muss« suggeriert sie sich und ihrem Mann, dass der Schornsteinfeger etwas getan hat, zumal ja seit seinem Besuch das Licht defekt ist. … Wow!

T: Ich verstehe, was Sie meinen: So schleichen sich die Falschinformationen ein.

K: Ja, schleichen, schleichen, schleichen …

# Kurzer Dialog zum sokratischen Fragen



Der folgende Dialog möge verdeutlichen, wie wichtig es ist, dass Ihnen im Rahmen eines Sokratischen Gesprächs genau zugehört wird, auch wenn es – interessanterweise – sich nicht immer angenehm anfühlt.

Übernehmen Sie beim gemeinsamen Lesen des Dialogs die Rolle des Sokrates (S), Ihre Therapeutin bzw. Ihr Therapeut spricht die Rolle des Norbertos (N).

S: Wohlauf, Norbertos, hast du einen Wunsch bezüglich unseres heutigen Kolloquiums?

N: Danke für die Möglichkeit, die du mir gibt, geachteter Sokrates. Ja, schon. Vielleicht könnten wir heute ein allgemeines Thema besprechen, keinen einzelnen Fall. Vielleicht könnten wir uns diesmal keiner Einzelbetrachtung zuwenden.

S: Sag das bitte etwas genauer.

N: Ja, da hätten wir doch schon das Thema. Muss man denn immer alles genau wissen, genau sagen?

S: Nach meiner Meinung nicht.

N: Aber warum fragst du dann so viel und verunsicherst so oft die Menschen?

S: Folgendes mach dir bitte klar: Ich kann die Menschen nur verunsichern, wenn sie sich verunsichern lassen. Und sie lassen sich nur dann verunsichern, wenn sie unsicher sind. Ich kann also mit meinen Fragen nur etwas aktivieren, was in ihnen bereits angelegt ist.

N: Aber du … ah, ich glaube, ich verstehe … bleibt die Frage, warum du diesen Prozess aktivierst.

S: »Aktivierst«, das hast du gut herausgehört. Hast du dir schon einmal klargemacht, dass unser Fühlen und Handeln entscheidend von unserem Denken abhängt?

N: … Na ja … schon … ja. Dann muss man wohl tatsächlich genau hinsehen, also ich meine: hinhören.

S: Ja. Dann ist es wichtig, genau hinzuhören.

# Drei Filter

Als Sokrates – wieder einmal unterwegs zum Marktplatz – einen Bekannten trifft, sagt dieser mit etwas spöttischem Gesicht zu ihm: »Guten Morgen, Sokrates, weißt du, was ich gerade eben über deinen Freund Tassos gehört habe?!«

»Warte kurz«, antwortet Sokrates. »Bevor du etwas erzählst, lass uns schauen, ob deine Nachricht drei Filter passieren kann.«

»Drei Filter passieren?«

»Ja«, fährt Sokrates fort. »Lass uns das, was du mir über meinen Freund Tassos sagen willst, durch drei Filter betrachten. Den ersten Filter nenne ich *Wahrheit.* Bist du sicher, dass das, was du mir erzählen willst, der Wahrheit entspricht, also wahr ist?«

»Äh, nein«, antwortet der Bekannte, »ich habe nur davon gehört, dass …«

»Schon gut«, unterbricht Sokrates. »Du bist dir also nicht sicher, ob es stimmt oder nicht.«

»Das ist wohl richtig«, erwidert der Bekannte.

»Nun der zweite Filter, der Filter der *Güte.* Drückt das, was du mir über meinen Freund erzählen willst, Güte aus? Ich meine damit, willst du mir etwas Gutes über ihn oder von ihm erzählen?«

»Nein, also eher das Gegenteil …«

»Nun«, fährt Sokrates fort, »du willst mir etwas nicht Gutes, etwas nicht in Güte über ihn erzählen, das möglicherweise nicht wahr ist.«

»Tja, sozusagen …«

»Doch vielleicht klappt es mit dem dritten Filter, dem Filter der *Nützlichkeit.* Ist das, was du mir über meinen Freund sagen kannst, nützlich, z. B. nützlich für mich?«

»Nützlich? … Nein, nicht wirklich.«

»Also«, fasst Sokrates zusammen, »das, was du mir über meinen Freund Tassos zu erzählen gedenkst, ist möglicherweise nicht wahr, nichts Gutes oder Gütiges und nicht wirklich nützlich. Willst du es mir jetzt erzählen? Ich meine: Willst du es mir jetzt dennoch erzählen?«

**Erläuterungen zur Geschichte »Drei Filter«**

Als Sokrates – wieder einmal unterwegs zum Marktplatz – einen Bekannten trifft, sagt dieser mit etwas spöttischem Gesicht zu ihm: »Guten Morgen, Sokrates, weißt du, was ich gerade eben über deinen Freund Tassos gehört habe?!«

»Warte kurz«, antwortet Sokrates. »Bevor du etwas erzählst, lass uns schauen, ob deine Nachricht drei Filter passieren kann.«

*Sokrates antwortet, ohne inhaltlich zu antworten. Statt »ja« oder »nein« auf die ihm gestellte Frage sagt er: »Warte kurz«. Dann spricht er unerwartet von drei Filtern. Ganz wahrscheinlich ahnt er, dass der Bekannte mit den »drei Filtern« nichts anfangen kann. Er erklärt sie aber nicht gleich, wartet, bis der Bekannte fragt und damit Interesse zeigt.*

»Drei Filter passieren?«

»Ja«, fährt Sokrates fort. »Lass uns das, was du mir über meinen Freund Tassos sagen willst, durch drei Filter betrachten. Den ersten Filter nenne ich *Wahrheit*. Bist du sicher, dass das, was du mir erzählen willst, der Wahrheit entspricht, also wahr ist?«

*Sokrates sagt nicht: »Der erste Filter ist die Wahrheit.« Durch die Ausdrucksweise »nenne ich« gibt er ein Modell der subjektiven Betrachtungsweise ab.*

»Äh, nein«, antwortet der Bekannte, »ich habe nur davon gehört, dass …«

»Schon gut«, unterbricht Sokrates. »Du bist dir also nicht sicher, ob es stimmt oder nicht.«

*Sokrates unterbricht. Er gibt dem Bekannten kein Schlupfloch, die Geschichte doch zu erzählen. Und er wiederholt zusammenfassend. Dieses Mal mit anderen Wörtern: von »wahr ist« zu »stimmt oder nicht«.*

»Das ist wohl richtig«, erwidert der Bekannte.

*Der Bekannte ist nicht von Herzen überzeugt. Er beugt sich der Logik: »… wohl richtig«.*

»Nun der zweite Filter, der Filter der *Güte*. Drückt das, was du mir über meinen Freund erzählen willst, Güte aus? Ich meine damit, willst du mir etwas Gutes über ihn oder von ihm erzählen?«

*Sokrates fragt erst sachbezogen, unpersönlich: »Drückt das … aus?« Dann überleitend: »ich meine damit«. Jetzt persönlich: »Willst du … erzählen?«*

»Nein, also eher das Gegenteil …«

»Nun«, fährt Sokrates fort, »du willst mir etwas nicht Gutes, etwas nicht in Güte über ihn erzählen, das möglicherweise nicht wahr ist.«

*Sokrates führt das »nein« inhaltlich aus: »… nichts Gutes, nicht in Güte …«. Und er führt den ersten Punkt noch einmal an: »nicht wahr«, bleibt weiter korrekt bei »möglicherweise«.*

»Tja, sozusagen …«

*Wieder ist der Bekannte nicht von Herzen überzeugt, sieht sich veranlasst zuzustimmen und sagt lauwarm: »Tja, sozusagen«.*

»Doch vielleicht klappt es mit dem dritten Filter, dem Filter der *Nützlichkeit*. Ist das, was du mir über meinen Freund sagen kannst, nützlich, z. B. nützlich für mich?«

*Motivierende Gesprächsführung oder leicht ironisches Mutmachen mit der Vorahnung, auch dem wird der Bekannte nicht zustimmen können: »Doch vielleicht klappt es mit dem dritten Filter«. Sokrates holt die Frage ins Hier und Jetzt: nicht nur »nützlich«, sondern »z. B. nützlich für mich«.*

»Nützlich? … Nein, nicht wirklich.«

*Das Wiederholen färbt ab. Der Bekannte wiederholt das Wort noch einmal: »Nützlich?« Und dann folgt seine eingeständnisvolle Verneinung: »Nein, nicht wirklich.«*

»Also«, fasst Sokrates zusammen, »das, was du mir über meinen Freund Tassos zu erzählen gedenkst, ist möglicherweise nicht wahr, nichts Gutes oder Gütiges und nicht wirklich nützlich. Willst du es mir jetzt erzählen? Ich meine: Willst du es mir jetzt dennoch erzählen?«

*Sokrates fasst ganz korrekt zusammen: »Möglicherweise nicht wahr, nichts Gutes oder Gütiges, nicht wirklich nützlich.« Jetzt schließt er den Kreis zum Anfang: »Willst du es mir jetzt erzählen?« Doch er setzt rhetorisch Eines darauf. Harmloser Übergang: »Ich meine«, und dann lenkend »dennoch?«.*

## AB 57 Meinungen

Wenn wir uns nicht deutlich machen – immer wieder deutlich machen –, dass all unsere Gedanken *Meinungen*, somit subjektive Anschauungen sind, dann leben wir mit und in unseren Gedanken. Diese täuschen uns Realität vor: So, wie wir denken, so ist es.

Spielen Sie mit dem Wort *Meinung*. Teilen Sie Ihrer Klientin humorvoll mit, dass bezeichnenderweise »mein« darin steckt.

- Ja, dies ist Ihre »*Mein*-Ung«.
- Welche »*Mein*-Ungen«, welche »Ungen« haben Sie dazu?
- Lassen Sie mich noch eine humorvolle, dennoch ernstgemeinte Idee äußern. Wir können das Wort »*Mein*-Ungen« in verschiedene Personen setzen; ich verstehe darunter, in verschiedenen besitzanzeigenden Fürwörtern, sog. Possessivpronomen, wiedergeben. Wissen Sie, was ich sagen möchte? Also: *Mein*-Ung, *Dein*-Ung, *Sein*-Ung, *Ihr*-Ung. Wollen Sie weiter machen? … Ja: *Wir*-Ungen, *Ihr*-Ungen, *Sie*-Ungen. Lustig, oder? … Und noch einmal: Würden Sie kurz in Ihre eigenen Worte fassen, worauf uns dieser kleine kreative Spaß aufmerksam machen soll?
- Wenn ich demnächst zu Ihnen sagen und das entsprechend betonen werde: Soweit also ihre *Mein*-Ung, oder: Ja, das ist Ihre *Mein*-Ung, Ihre *Ihr*-Ung, oder: Das zumindest ist Ihre Meinung – dann wäre es prima, wenn Sie sich an unseren kleinen, jedoch bedeutsamen Spaß erinnern würden.

**Tipp**

Vielleicht können auch Sie einmal im Gespräch, in einer Diskussion, den rhetorischen Kunstgriff anwenden, indem Sie Ihrem Gegenüber mitteilen: »Ich kann Ihnen zu dem, was Sie gesagt haben, in folgender Weise klar zustimmen: Das ist Ihre, ja Ihre Meinung.«

# AB 58 Meinungen drücken nur Meinungen aus K

Lassen Sie uns einen Moment über etwas reflektieren, das wir sonst nur (ver)äußern: unsere Meinung. Im Folgendem werden zwei Fragen an Sie gestellt.
Bitte kreuzen Sie Ihre jeweilige Antwort an.
Daumen hoch (👍): Zustimmung, Daumen runter (👎): Ablehnung.

(1) Mein Wissen über oder von etwas ist meine Meinung darüber. 👍 👎

(2) Ein Mann sagt: »Ich weiß nicht, ob sich meine Frau noch ab und zu mit ihrem Exmann trifft. Sie verneint das. Da ich nicht weiß, ob das stimmt oder nicht, habe ich dazu kein Gefühl.«
Nach dem Motto: »Ich weiß es nicht, also habe ich kein Gefühl dazu.« 👍 👎

Erklären Sie bitte Ihre Entscheidungen zu (1) und (2). Lesen Sie anschließend die Erläuterungen.

**Erläuterungen**

**Zu (1)** Alles, was wir wissen, sind unsere Meinungen darüber. Es gibt kein Wissen mit wirklich 100-prozentig garantierter Richtigkeit. Humorvoll könnte man sagen: Es heißt »Meinung«, weil »mein« darin steckt.

Menschen neigen dazu, über (fast) alles eine Meinung zu haben, sich »eine Meinung zu bilden«. Diese Meinungen sind oftmals nicht richtig »durchdacht«, nicht sachlich formuliert. Es sind eher Tendenzen, Mutmaßungen. Ein spannendes Wort: mit *Mut* – weil mit ungenügendem Wissen – zum Beurteilungs-*Maß*. Und doch erleben wir diese Mutmaßungen nicht als Wahrscheinlichkeiten in uns, sondern als Tatsachen, vermeintliche Fakten, vermutete Wirklichkeiten. Es scheint, als ob die Dinge so »sind«.

**Zu (2)** Wenn wir etwas nicht wissen, ist unser Gefühl nicht notwendigerweise neutral dazu. Meistens geht es bereits beim Überlegen in Richtung der vermuteten sorgenvollen, angstbesetzten, ärgerlichen, traurigen Möglichkeit.

Das Metagespräch ist eine wirkungsvolle Intervention, um Gespräche durch eine gute und verständnisvolle Atmosphäre richtungsführend effektiv zu gestalten.

**Definition**

Das griechische Wort *meta* drückt in Verbindung mit Substantiven aus, dass sich das Betreffende auf einer höheren Stufe als das ursprünglich Benannte befindet bzw. dahintersteht. So bezeichnet **Metakommunikation** die Kommunikation über die Kommunikation.

Die Gesprächsteilnehmer gehen in eine Betrachtungs-Distanz und steigen, metaphorisch gesprochen, auf den Beobachtungshochsitz. Sie reflektieren das Kommunikationsverhalten – das eigene wie das der anderen:

- den Verlauf der Kommunikation
- die Motivation
- die begleitenden Stimmungen
- die Richtung
- die Zielführung

Metakommunikation geht also mit einer Bewusstwerdung des Gesprächsverlaufs einher, einer Analyse, Bewertung und mit entsprechenden Schlussfolgerungen. Metakommunikation soll dabei helfen, dass sich die Teilnehmenden besser ineinander hineinversetzen können, den Antrieb des anderen besser zu verstehen und das Gespräch transparenter werden zu lassen. Missverständnisse können so aufgelöst, der weitere Dialog konstruktiv beeinflusst werden. Des Weiteren soll das Verständnis der Gesprächsmethoden vertieft werden.

Wählen Sie das Metagespräch, wenn der Dialog unbefriedigend verläuft, wenn die Klientin auf Fragen unmotiviert, abweisend, gereizt reagiert oder das Gespräch trotz Ihrer Interventionen ausschweifend wird. Doch auch wenn das Gespräch sehr zufriedenstellend verläuft und Sie dies durch die Betrachtung desselben noch einmal verstärken möchten, ist das Metagespräch angesagt.
Bevor Sie damit beginnen, ist eine kurze Unterbrechung, eine Mini-Pause, ratsam.

- Okay, lösen wir uns etwas von dem Gespräch …
- Lassen Sie uns kurz aufstehen!
- Ich mache kurz das Fenster auf.
- Möchten Sie etwas trinken?
- Stehen wir bitte kurz auf zu einer kleinen Übung. Lassen Sie uns drei Armkreise in die eine, drei Armkreise in die andere Richtung ausführen. Mit dem Atem verbindend: beim Steigen einatmen, beim Sinken ausatmen.

Zum Metagespräch:

- Ich möchte mit Ihnen ein sogenanntes Metagespräch führen. Im Metagespräch wird das bisherige Gespräch betrachtet und analysiert. Es geht also nicht um die inhaltliche Thematik, sondern *wie* die Betreffenden, also wir beide, mit der Sache umgegangen sind: z. B. wie wir uns gefühlt haben, wie motiviert wir bei diesem Thema waren, wie nah wir bei eben diesem Thema geblieben sind usw. Besonders wird es wahrscheinlich darum gehen, ob irgendwelche – ich nenne es mal so – »Störfaktoren« aufgetreten sind: Bedingungen, die unser Gespräch erschwert haben. Also, lassen Sie uns frei und offen darüber reden.

Sprechen Sie dann *über* Ihr Gespräch.

- Wie fanden Sie unser Gespräch bisher?
- Wie empfanden *Sie* unser Gespräch?

Oder bringen Sie mit Ihrer Frage das Gespräch in die *Gegenwärtigkeit.*

- Wie finden Sie unser Gespräch?

Bestätigen Sie Ihre Klientin beim Sprechen durch Ja-Botschaften. Dies sind keine Inhaltszustimmungen. Bei Verständnisschwierigkeiten fragen Sie nach. Werden Sie dabei nicht zu sokratisch, nicht zu hebammenhaft, damit das Metagespräch nicht flugs zu einem weiteren typischen Sokratischen Dialog wird.

Sie können das Metagespräch auch mit einem Stimmungsbarometer beginnen.

**Übung zum Metagespräch**

(1) Erstellen Sie ein Blatt mit 7 Emojis. Positionieren Sie diese nebeneinander, sodass die Eindrücke von links – *sehr unzufrieden, grantig, gereizt* – nach rechts – *sehr zufrieden, erfreut, gut gelaunt* – sich verändern.

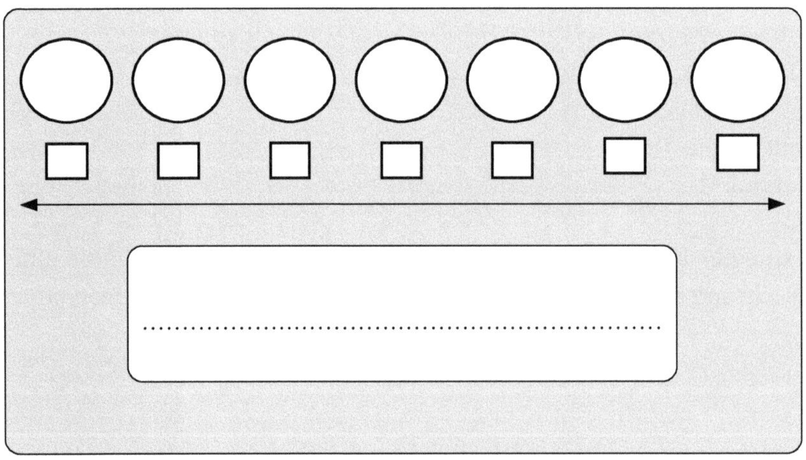

Wie empfand Ihre Klientin gerade das Gespräch?
Bitten Sie sie, ein Emoji anzukreuzen oder auf dem Pfeil eine Markierung zu setzen. Lassen Sie sie dann ein Wort oder zwei, drei Wörter in den Kasten schreiben: ihre Benennung der Stimmung.

 

(2) Alternativ: Zeichnen Sie per Hand eine Gerade mit oder ohne Pfeile links und rechts. Bezeichnen Sie beide Enden mit wenigen Wörtern (Beispiele s. Grafik). Bitten Sie Ihre Klientin, ihre Stimmung mit einem Kreuz auf der Geraden anzuzeigen und sie dann mit den eigenen Worten kurz zu benennen.

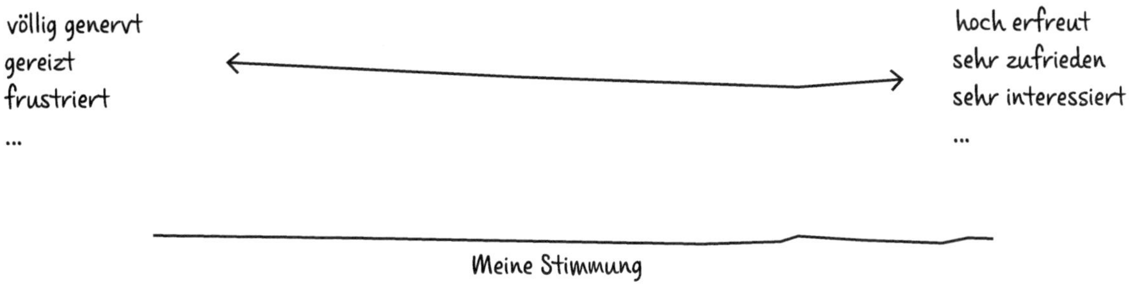


Es ist ratsam, dass die Klientin im Metagespräch »das letzte Wort« hat. Der Charakter eines Feedback-Gesprächs sollte deutlich sein. Dennoch können Sie sich entscheiden, richtungsgebende Schlussfolgerungen einzubringen und zu erfragen. Lesen Sie dazu das folgende Beispiel.

**Beispiel**

Sie meinen, wenn ich das recht verstehe, dass die »ewige Weiterfragerei«, wie Sie das nannten, Ihnen zusehends »auf den Keks ging«. Ja, danke für das offene Wort. Ich hatte auch den Eindruck, dass Sie mehr und mehr »genervt« waren, oder wie Sie sagten, es Ihnen auf den Keks ging. Damit sprechen Sie einen für mich sehr wichtigen Punkt an. Auf der einen Seite *muss* ich, glaube ich, damit wir weiterkommen, fragen und – vor allem – auch weiterfragen. Vielleicht kann ich da etwas an meiner Art und Weise des Fragens verändern. Auf der anderen Seite – tja, wie soll ich sagen – kommt da oft keine Freude auf. Lassen Sie mich eine vielleicht entscheidende Frage stellen: Wenn Sie genervt sind, ist das schlimm? Behindert das unser Weiterkommen? Trübt das unsere Atmosphäre? Oder ist es so etwas wie: Das ist unangenehm, aber da will ich jetzt durch, weil ich hoffe, es hilft mir! Lässt sich für Sie in der Zukunft so etwas denken wie: »Unangenehm – ja, doch wichtig für mich, von daher dranbleiben.« Nach dem Motto: Hat irgendjemand gesagt, dass es im Gespräch – zum Zwecke der Klärung – nicht auch zwischendurch unangenehm werden kann und darf und soll? Noch einmal die Frage: Hat für Sie die Überlegung »unangenehm, doch wichtig für mich« eine Chance der Umsetzung?

Alles kann man von verschiedenen Positionen aus sehen und erleben, von und mit verschiedenen Blickwinkeln. Wir können die Fähigkeit entwickeln, Dinge, Personen, Situationen mit verschiedenen (Ausgangs-)Haltungen zu erleben.

Nachfolgend sind drei Situationen aufgeführt. Bewerten Sie jede in Richtung positiv und negativ, indem Sie die Situation aus verschiedenen Perspektiven betrachten. Diese Sichtweisen können gern fantasiert sein, sollen aber realistische Möglichleiten aufzeigen. Es geht darum zu erfassen, dass ein Ereignis als solches nicht *eine* bestimmte Bewertung nach sich ziehen muss.

(1) Ein Feinkostladen bei uns in der Nähe bietet eine wunderbare, selbstgemachte Vollmilchschokolade an. Ich fahre jetzt dorthin und überlege mir, ob ich eine Tafel oder zwei, vielleicht drei Tafeln kaufe. Auf jeden Fall denke ich: Gleich nach dem Bezahlen werde ich eine Packung öffnen und mir ein Stück Schokolade in den Mund schieben ... ahh. Dort gibt es auch noch eine zweite Sorte: Vollmilch-Mandel. Vielleicht kaufe ich auch einmal eine Tafel zum Probieren – schmeckt wahrscheinlich auch gut.

Ich betrete den Feinkostladen, gehe zum Regal und ... mit einem habe ich nicht gerechnet: ausverkauft! Keine Schokolade da! Kommt erst nächste Woche wieder.

Perspektive mit positiver Bewertung:

(+) ......................................................................................................................................

Perspektive mit negativer Bewertung:

(–) ......................................................................................................................................

(2) Ich bin umgeknickt. Mein Fuß ist geschwollen und ich kann kaum auftreten. Mein Arzt schickt mich zum Röntgen. Ich habe Angst. Es stellt sich heraus, dass der Fuß gebrochen ist.

(+) ......................................................................................................................................

(–) ......................................................................................................................................

(3) Ich habe eine Bindehautentzündung an beiden Augen. Sie jucken und tränen. Viel unangenehmer: Sie sondern Schleim ab, diesen weiß-gelben Schleim. Im Augenwinkel wie am Auge selbst. Der trocknet dann ein. Und sieht unästhetisch bis ungewaschen aus. Neben dem, dass es mich stört und wirklich behindert, ist mir das im Beruf, vor allem beim Kontakt mit Menschen, peinlich.

(+) ......................................................................................................................................

(–) ......................................................................................................................................

 

Beugen Sie mentalen Gesprächsverkrampfungen vor bzw. greifen Sie solche, wenn bereits entstanden, auf. Zitieren Sie einen der aufgeführten humorvollen Sätze zum Lockern oder um Abstand zu gewinnen – beides benötigt man beim Disputieren –, doch durchaus auch zum Verdeutlichen der Gesprächsabsicht. Die Intervention weist auch darauf hin, sich der Sprache gewahr zu sein.

Betonen Sie die kursiv gedruckten Wörter:

Mir fällt *auf*,
Sie leiden dar*unter*,
dass Sie viel dar*über*
*nach*denken,
was *vor* Ihnen liegt
und irgendwie doch nicht da*hinter*kommen.

Wenn Ihre Klientin dazu tendiert, »leicht aufzugeben«, können Sie auch diese Version einbringen:

Mir fällt *auf*,
Sie leiden dar*unter*,
dass Sie viel dar*über*
*nach*denken,
was *vor* Ihnen liegt,
und da Sie doch nicht da*hinter*kommen,
leicht *auf*geben.

Haben Sie Ideen für weitere entsprechende Formulierungen?

..........................................................................................................................................

..........................................................................................................................................

..........................................................................................................................................

..........................................................................................................................................

..........................................................................................................................................

# 7 Hilfreiches Wissen zur Sokratischen Gesprächsführung vermitteln

## 7.1 Einführung

In diesem Kapitel werden psychologische und – auf Sokrates bezogen – biografische Kenntnisse dargestellt, die der Klientin Einsichten vermitteln und damit die Motivation zum Arbeiten mit dem Sokratischen Dialog steigern sollen. Abschließend wird für die Therapeutin ein kurzer Sokratischer Dialog wiedergegeben und die entsprechenden Interventionen benannt.

## 7.2 Arbeitsmaterial

**INFO 5 Sokrates – ein Einseitenroman**
**INFO 6 Sokrates – ein Einseitenbericht**
Die beiden Informationsblätter bringen der Klientin das Leben und Wirken des Philosophen und die damals vorherrschende Atmosphäre näher. Sie wird damit in die Lage versetzt, aufkommende Stimmungen beim eigenen Sokratischen Dialog besser einzuordnen und konstruktiver behandeln zu können.

**INFO 7 Absolute Gewissheit**
**AB 62 Scheinbare absolute Gewissheit**
Der Klientin wird mithilfe des Informationsblatts aufgezeigt, wie ungewiss Gewissheiten sind. Die Beschäftigung damit auf dem Arbeitsblatt hilft, die »Gewissheits«-Prüfung bei Disputationen, die Stimmt-das-Frage, nachhaltiger zu verstehen. (Das Statement am Anfang des Informationsblatts stammt aus Born, 1965.)

**INFO 8 Denkfehler – Erläuterung**
**INFO 9 Denkfehler**
**AB 63 Denkfehler-Training**
Der Klientin werden weit verbreitete, typische Denkverzerrungen aufgezeigt (nach Lotz, 2020a, 2020b). Die Therapeutin erhält genaue Anleitungen, wie sie bezüglich des Informationsblatts mit der Klientin vorgehen kann. Diese erhält dann ein Arbeitsblatt zum Erkennen und Benennen von Denkfehlern. Das Vorgehen stellt eine interessante und lebendige Variante der »Stimmt-das«-Frage dar.

**INFO 10 Irrationalität**
Das Informationsblatt öffnet den Blick dafür, dass irrationales Denken und Verhalten – zumindest in bestimmtem Maße – »normal« sind. Ohne uns zu verurteilen, ist es immer wieder wichtig, unser Denken daraufhin zu beobachten und zu prüfen, ob es schädliche Dimensionen aufweist. Um den Blick dafür zu schärfen wie zu weiten, wird die Klientin gebeten, das Informationsblatt zu Hause durchzulesen.

**INFO 11 Kosten der kognitiven Dissonanz – Erklärung**
**INFO 12 Kosten der kognitiven Dissonanz**
Die Klientin wird im Informationsblatt in die Theorie und Perspektive von dissonanten Kognitionen eingeführt. Sie lernt, wie Menschen tendenziell darauf reagieren.

Das Arbeitsblatt schildert den Umgang mit den Informationen und ein grundlegendes Experiment (nach Festinger & Carlsmith, 1959) zur Thematik.

**INFO 13 Kognition**

Kognition ist ein zentraler Begriff in der Psychologie. Auch in diesem Tools-Buch wird er häufig verwendet und ist doch wahrscheinlich vielen Klientinnen nicht wirklich verständlich. Das Informationsblatt erklärt den Begriff, zeigt Hintergründe auf und bietet eine Übersetzung an. Für die Therapeutin sei noch angemerkt, dass die Ausdrücke *Kognition* und *kognitive Prozesse* in der wissenschaftlichen Literatur sehr unterschiedlich definiert werden.

**INFO 14 Sokratischer Dialog: ein Beispiel**

In einer Zweispaltentechnik wird ein kurzer Sokratischer Dialog dargestellt mit Benennung und Erklärung der angewandten Techniken. Das Beispiel zeigt der Therapeutin einen lebendigen Gesprächsablauf. Wenn es motivierend und hilfreich erscheint, kann der Dialog als Modell auch der Klientin vorgelegt werden.

»Ich möchte Ihnen in erzählender Weise einen kurzen atmosphärischen Eindruck von dem Leben des antiken Philosophen Sokrates vermitteln.«

Fischaugen, glubschige. Fliehende Stirn mit wenigen Haaren dahinter. Dafür umso mehr verfilzter Bart um fette Wangen. Stupsnase, dicke Lippen. Dick auch der Bauch, denn Sokrates trinkt und isst gern, wiewohl seine kriegserprobte Fähigkeit zur Entbehrung legendär ist.

In einfachster Kleidung und barfuß stapft er über den Markt. Stapft oder watschelt. Die Sonne über Attika bringt ihn zum Schwitzen. Wie jeden Tag verbringt er die Morgenstunden in den Wandelhallen, bevor er hier auf Athens Marktplatz sein Publikum findet. Er redet ohne Unterlass. Und fragt. Das ist seine Berufung, seine innere Verpflichtung. Manchmal ist er heiser nach einem langen Tag und sehr müde. Aber er steht auch am nächsten Morgen wieder früh auf, schiebt seinen Bauch durch die Menge, drängt sie auseinander, barfuß und fragend, bringt sich in den Mittelpunkt. Er ist selbst eine kleine Sonne, die in der Menge der Menschensterne leuchtet: Einige wärmt er, andere fühlen sich geblendet. Manche hört er raunen: »Vorsicht, schaut nicht hin, da kommt Sokrates. Vielleicht sieht er uns nicht!« Sie fühlen sich gestört von seinen Fragen, angegriffen und verletzt. Aber andere rufen ihm zu, weit über die Menge und laut: »Sokrates, Freund, hier sind wir! Da bist du endlich!« Sie spüren Freude ob seiner Fragen, seiner unendlichen Suche. Hier auf dem Markt steht er in der großen Arena des Lebens. Zuhause wartet Xanthippe. Sie ist stark und kämpferisch, seine Partnerin, die er braucht und liebt. Aber seine Philosophie, die liebt er noch mehr. Und Xanthippe möchte, dass er sie aufgibt. Mehr Zeit mit den Kindern verbringt und sich eine Arbeit sucht. Ha! Was soll er denn machen? Als Steinmetz arbeiten wie sein Vater? Das Handwerk hat Sokrates von ihm gelernt, oh ja, aber wer am Stein meißelt, der arbeitet im Staub, und wer im Staub arbeitet, muss den Mund halten. Und das kann er nicht, um keinen Preis. Er wird nie den Mund halten oder die Augen zumachen. Er wird hören und sehen – und fragen. Das zumindest weiß er.

Sokrates spricht. Er schreibt nichts auf, oh nein! Denn geschriebene Worte, die schmecken zu sehr nach fixierter Wahrheit, nach Gewissheit. Manchmal beobachtet er seine Schüler, meist Platon und Xenophon, wie sie heimlich Notizen machen. Sollen sie. Er aber, Sokrates, schreibt keine Antworten auf, kein Wissen. Er fragt nur. Lässt seine Gedanken blitzen und seinen Mund Sätze formen.

Manchmal beschleicht ihn das Gefühl, dass die Athener bald genug von ihm haben werden. Ihn vor Gericht zerren. Er stellt sich die Anklagepunkte vor, Gotteslästerung, was sonst, gehorcht er doch nur seiner inneren Stimme. Und Verführung der Jugend. Bestimmt. Denn gerade die Jungen, sie hängen an seinen Lippen. Verstehen sein leidenschaftliches Suchen und lernen, ganz langsam, selber zu fragen. Ja, die Bürger Athens, sie werden ihn verurteilen. Und ihm Gelegenheit geben, zu sprechen. Er wird sie mit seinen Worten ausziehen, die Konservativen und Ängstlichen, bis sie nackt in ihrer Doppelmoral dastehen. Sokrates wird sich hinein argumentieren in sein eigenes Urteil. Und jeden Spruch – selbst den Schierlingsbecher, bei Gott! – schließlich annehmen. Wird nicht einlenken, wird nicht fliehen. Denn Athen gab ihm Heimat, und Athen wird er gehorchen. Ein Urteil hier ist anzuerkennen, auch wenn es nicht gerecht ist. Er wird sterben, ja. Mit noch so vielen Fragen auf den Lippen.

Fragen, die andere stellen werden.

 

(Nach einer kurzen Pause:)

»Ja, es war die Leidenschaft von Sokrates, zu fragen, zu erforschen, zu erkunden, was für ein wertegeleitetes Leben wichtig ist beziehungsweise wie ein solches werteorientiertes Leben aussehen kann. Sie haben gelesen: Manche freuen sich auf ihn, finden sein Fragen wichtig und cool, bereichernd, sie finden seine Geisteskraft faszinierend; anderen hingegen geht dieser Sokrates schlichtweg auf den Geist. Obwohl er – vielleicht weil er – für seine Mitmenschen das Beste will.

Ich bin gespannt, ob ich Ihnen, nein, ob Ihnen mein Fragen ›auf den Nerv gehen‹ wird. Ja, ich bin richtig gespannt. Bitte geben Sie mir immer eine kurze Rückmeldung, wenn das so sein sollte. Oft ist das Arbeiten nicht konstruktiv und sinnvoll, wenn man dabei schlechte Laune hat.«

## INFO 6 Sokrates – ein Einseitenbericht

Die folgende Seite berichtet über das Leben und Wirken von Sokrates. Bitte lesen Sie sich diesen Text zu Hause aufmerksam durch.

Sokrates ist ein Philosoph, von dem wir ein deutliches Bild zu haben meinen: Stupsnase, hervorquellende Augen, dicke Lippen, stämmige Gestalt. Er wandert barfuß und mit Bierbauch durch Athen und redet, fragt, diskutiert. Bringt seine Mitbürger zum Nachdenken, während zu Hause die zänkische Xanthippe wartet. Doch Sokrates ist ein Philosoph ohne Texte – keine einzige Zeile ist überliefert, seine Biografie ist eine aus zweiter Hand. Schon das Geburtsjahr – 469 v. Chr. – ist nicht genau verifizierbar. Wie Stücke eines Mosaiks setzte und setzt die Forschung das Leben des Sokrates zusammen. Was wir zu wissen glauben: Er wurde in Alopeke bei Athen als Sohn einer Hebamme und eines Steinmetzes geboren. Von 431 bis 429 v. Chr. kämpfte er im Peloponnesischen Krieg und fiel durch seine Tapferkeit und Zähigkeit auf. 404 v. Chr. (zur Zeit der Herrschaft der 30 Tyrannen) verweigerte Sokrates die Mitwirkung an einem politisch motivierten Mord, den die Tyrannen befohlen hatten. Und 399 v. Chr. schließlich starb er, verurteilt von Athens Bürgern, durch den berühmten Schierlingsbecher.

Anders als die griechischen Philosophen vor ihm interessiert sich Sokrates nicht für die Natur, sondern für die Menschen. Er untersucht, wie Xenophon ihn sagen lässt, was fromm, unfromm, edel, unedel, gerecht, ungerecht ist, was Besonnenheit, Tollheit, Feigheit ist, auch, was ein Staat ist, ein Staatsmann, eine Regierung und ein Regent. Er glaubte daran, dass jeder Mensch die Wahrheit erkennen könne. Eine solche bohrende Fragerei war allerdings schon damals lästig. Von den einen bewundert und geliebt, von den anderen gefürchtet und gehasst – fast scheint es nur eine Frage der Zeit gewesen zu sein, bis man Sokrates auf die Anklagebank zerrt. Wegen Gottlosigkeit und Verführung der Jugend steht er vor Gericht. Richtiger gesagt: Götterlosigkeit und das Lehren zum fragenden Anzweifeln, das die Jugendlichen bei – vielleicht besser gesagt: gegen – die Etablierten anwenden. Er argumentiert sich bewusst um Kopf und Kragen, duckt sich nicht, weicht keinen Zentimeter zurück. Wahrscheinlich wäre es ihm sowohl im Prozess selbst als auch danach ein Leichtes gewesen, weiterzuleben: Vor Gericht hätte er sich nur ein wenig zügeln müssen, hätte die Athener mit Demut und Zustimmung überzeugen können. Nach dem Urteil bereiteten Freunde die Flucht aus dem Gefängnis vor, betäubten die Wächter und öffneten die Türen. Doch Sokrates wollte das Urteil Wirklichkeit werden lassen. Wollte das System, das er so oft kritisiert hatte, nicht sprengen, nicht daraus fliehen, sondern bessern. Athen war seine Heimat bis zum Schluss, und dieser Schluss beinhaltete jetzt eben Gehorsam. Bis in den Tod. Sokrates hörte stets und beharrlich auf seine innere Stimme, das sogenannte *Daimónion*, auch am Ende, ganz egal was Feinde, Freunde oder Familie von ihm verlangten. Viele sehen darin eine außergewöhnlich mutige wie erschreckende Entscheidung für die eigene innere Freiheit, für die eigene Glaubwürdigkeit und Authentizität.

## INFO 7 Absolute Gewissheit

K

Der Physiker Max Born meint, die tiefste Wurzel allen Übels auf der Welt sei der Glaube an eine einzige Wahrheit und deren Besitzer zu sein. Ideen wie *absolute Richtigkeit, absolute Genauigkeit* und *endgültige Wahrheit* seien Hirngespinste, die in keiner Wissenschaft zugelassen werden dürften. Jeweils gegenwärtiges Wissen sei immer beschränkt. So könne man durchaus Vermutungen und Erwartungen für die Zukunft formulieren, diese sollten jedoch durch Wahrscheinlichkeiten ausgedrückt werden.

**Alltagswendungen der absoluten Gewissheit**

Beziehen wir diese Sichtweise auf unseren Alltag. Merkwürdigerweise scheint ein einfaches »Ja« als Antwort auf Fragen oder als Reaktion auf Meinungen für viele Menschen oftmals zu wenig zu sein, zu wenig Zustimmung, zu wenig Kommentar, zu wenig Emotion. Deshalb benutzen sie gern Wendungen wie:

- auf jeden Fall
- unbedingt
- total
- absolut
- logisch bzw. logo
- völlig klar
- garantiert

Diese Ausdrücke stellen aber nicht das Ergebnis reiflichster Prüfungen dar. Sie sind Ausdruck unseres gelernten und automatisierten Umgangs mit Sprache. Und doch, indem wir uns selbst beim Sprechen hören und uns glauben, zeigen die Aussprüche Wirkung, insbesondere da sie fast immer körpersprachlich entsprechend begleitet und damit untermauert sind. Das propagierte Wissen, das klare »Ja«, wird gestärkt und führt leicht zu einem überschätzten Wissen. Das wiederum breitet sich aus zur persönlichen Selbstüberschätzung. Mit der betonten Hundert-Prozent-Aussage (manche sprechen von »130 Prozent«) fühlt man sich als Experte. Dabei lassen die Menschen auch in ihrem ganzen Sprechhabitus keinen fühlbaren Zweifel aufkommen. Der Sprechende kommt sich gewichtig und damit wichtig vor.

Sie haben das Informationsblatt 7 »Absolute Gewissheit« und die darin angesprochenen Redewendungen unserer Alltagssprache wie »total«, »absolut«, »garantiert« usw. gelesen.

- Fühlen Sie sich angesprochen?
  Nein. Kennen Sie Menschen, auf die das Gesagte zutrifft?
- Fühlen Sie sich angesprochen?
  Ja. Wertschätzen Sie diese Entdeckung!

**Frage:** Wollen Sie diese Ausdrucksart beibehalten? Antworten Sie und erläutern Sie kurz Ihre Entscheidung.

..........................................................................................................................................

..........................................................................................................................................

Lesen Sie die folgenden Aussagen laut. Sie stellen mögliche Alternativen zu absoluten Aussagen dar.

- Ich weiß es eigentlich nicht, ich glaube lediglich, es zu wissen.
- Ich weiß es eigentlich nicht, doch so lange ich nicht von der Unrichtigkeit überzeugt bin, bleibe ich bei der Meinung.
- Ich glaube es zu wissen, weiß es aber eigentlich nicht.
- Ich glaube es zu wissen, weiß es aber eigentlich nicht wirklich.
- Ich glaube es zu wissen, weiß es aber in Wirklichkeit nicht.
- Ich glaube es zu wissen, würde aber nicht darauf wetten wollen.
- Ja, ich glaube, dass es so ist.
- Nein, ich glaube, dass es nicht so ist.

Lesen Sie die Aussagen ein zweites Mal, etwas lauter, etwas bestimmter.

Finden Sie eine Situation, für die Folgendes zutrifft:

(a) Sie sind unzufrieden mit der Situation, Sie leiden unter ihr.
(b) Und Sie sagen sich: »Wenn ich wüsste, dass das … nicht genau so wäre, würde ich mich damit sehr viel leichter tun, wäre das für mich deutlich besser, angenehmer, erfolgversprechender.«

**Beispiel**

(a) Sie denken: »Wenn ich auf die Geburtstagsparty gehe, werde ich den ganzen Abend wieder allein herumhängen.«
(b) Wenn ich wüsste, dass das nicht genau so stimmt, nicht so eintreten muss, dass es keineswegs von vornherein klar ist, dass ich den ganzen Abend allein herumhänge – ja, das würde es mir spürbar leichter machen.

(a) Sie denken: »Wenn ich an dem Yoga-Kurs teilnehme, werden sich alle über meine Ungelenkigkeit lustig machen.«
(b) Ja, wenn ich wüsste, dass das keineswegs so eintreten muss, dass sich wahrscheinlich kaum jemand über meine Ungelenkigkeit lustig macht – tja, das würde die Hürde, dorthin zu gehen, deutlich niedriger machen.

 

Schreiben Sie zu Ihrer nächsten Stunde eine weitere entsprechende Situation auf und markieren Sie mit Textmarker den Teil, den Sie eigentlich nicht genau wissen und für den es für Sie angenehmer wäre, wenn Ihre Voraussage nicht eintreten würde.

.......................................................................................................

.......................................................................................................

.......................................................................................................

.......................................................................................................

.......................................................................................................

.......................................................................................................

.......................................................................................................

.......................................................................................................

.......................................................................................................

.......................................................................................................

.......................................................................................................

Unser Denken, Bedenken und Nachdenken, damit unsere Beurteilungen, weisen oftmals Verzerrungen der tatsächlich gegebenen Situationen auf. Legen Sie zu dieser Thematik Ihrer Klientin das Informationsblatt 9 »Denkfehler« vor.

»Wir kommen nun zu einem interessanten Bereich unseres Denkens und Entscheidens. Über fast alles, was unser Leben betrifft, haben wir eine Meinung, anders gesagt: Wir meinen zu wissen, ›was Sache ist‹. So, wie wir darüber denken, so, wie wir darüber urteilen, so fühlen und handeln wir auch. Und diese unsere Sichtweisen und Urteile – unsere Denkgewohnheiten – sind oftmals behaftet mit verzerrten Wahrnehmungen, unausgewogenen Bewertungen, mit, so könnten wir es benennen, Denk*fehlern*. Diese lassen die vorfindbare Wirklichkeit nicht nur unangemessen erscheinen, sondern haben in den möglichen Gefühls- und Verhaltensfolgen durchaus nachhaltige Wirkungen. Versuchen wir also, Zerrbilder zu entzerren. Ich möchte Ihnen zunächst eine Liste vorlegen mit typischen Denkfehlern und entsprechenden Beispielen: INFO 9 ›Denkfehler‹. Diese Liste lesen wir zusammen durch.«

Zusammen durchlesen kann z. B. bedeuten, dass Sie den Erklärungstext lesen und Ihre Klientin die Beispiele. Halten Sie nach jeder Fehlerart kurz inne und vergewissern Sie sich, dass das Gelesene verstanden wurde. Fragen könnten sein:

»Ist das für Sie konkret genug? Ist das für Sie so greifbar?«

Nach dem gemeinsamen Lesen des *ersten* Denkfehlers fügen Sie Folgendes ein:

»Denkfehler ist nicht tadelnd gemeint, vielmehr konstruktiv. Lassen Sie mich noch eines im Umgang damit sagen: Wahrscheinlich leben wir jetzt und hier nur, weil unsere prähistorischen Vorfahren sich in bestimmten Situationen eben solcher Denkfehler intuitiv bedient haben. Wenn nachts beim Zusammensitzen am Lagerfeuer plötzlich Bewegung im naheliegenden Busch zu sehen war, war es wohl angemessen, nicht zu sagen: ›So, wie ich es wahrnehme, sind die Blätter des Buschs durch irgendetwas in Bewegung gekommen. Das kann Wind gewesen sein, irgendein ungefährliches Tier, vielleicht auch ein gefährliches. Lasst uns doch auf jeden Fall mal zu unseren Waffen greifen, uns auf potenzielle Feinde vorbereiten und zur Verifizierung einmal nachschauen.‹ Nein. Angemessen und essenziell für unser Überlebensprogramm war vielmehr, dass der Betreffende erschrocken und laut gerufen hat: ›Ein Tiger, ein Tiger …‹, dass daraufhin alle sich tief erschrocken haben, die nötigen Stresshormone ausschütteten, dass sie nachschauten und schließlich feststellten: ›War wohl nur der Wind …‹ Aber: Wenn nur ein einziges Mal von hundert ›Ein-Tiger‹-Schreien diese voreilig ausgedrückte Bekundung zutraf, konnte dieses eine Mal das Leben aller bzw. vieler retten. So, wie diese Ungenauigkeit also ein großer Segen gewesen sein mag, können viele solcher Ungenauigkeiten im heutigen Alltag unnötigerweise problematische und stressende Reaktionen bedingen. Lassen Sie uns also weiter nach möglichen Denkfehlern Ausschau halten.«

Wenn Sie die Liste durchgearbeitet haben – lassen Sie Ihrer Klientin Zeit dazu! – legen Sie ihr das AB 63 »Denkfehler-Training« vor. Das Ausfüllen können Sie auf drei Arten umsetzen.

»Das nächste Blatt, das ich Ihnen vorlegen möchte, füllen Sie bitte hier mit mir zusammen aus / beginnen wir hier gemeinsam auszufüllen und Sie bearbeiten es zu Hause weiter / füllen Sie bitte bis zum nächsten Mal zu Hause aus. Sie finden dort Sätze und Aussagen, wie wir sie aus dem Alltag kennen. Bitte geben Sie mit den entsprechenden Buchstaben an, um welche Art von Denkfehlern es sich handeln könnte. Oft sind auch Mehrfachnennungen angemessen. Sie können bei dieser Aufgabe Ihre Sensibilität für Denkfehler bzw. entsprechende Ungenauigkeiten stärken. Das soll, kann und wird Ihnen sehr wahrscheinlich bei Ihren eigenen Angelegenheiten helfen.«

 

Menschen neigen in ihrem Denken und Beurteilen zu typischen, immer wiederkehrenden *Denkgewohnheiten*, im Sinne von *Denkungenauigkeiten*; wir nennen sie – etwas griffiger – *Denkfehler*. Man könnte auch von *Irrtümern* sprechen. Oder gar von *Denkfallen*.

»Denkfallen«? Ja. Durch unsere lebenslange Sprachgewohnheit, unsere gelernten, zigfach angewandten Redewendungen kommen uns Ausdrucksweisen wie von selbst ins Bewusstsein, solche, die wir oftmals nicht wirklich mit Absicht ausgesucht haben. So legt z. B. der Ausdruck »entweder … oder« nahe, dass es zwei, nur zwei Möglichkeiten gibt: »Entweder du ziehst jetzt den Mantel an oder du bleibst zu Hause.«

Die *Denkfehler* können uns das Leben vielfach erschweren. Wichtig ist, sie zunächst einmal zu erkennen.

**Schwarz-Weiß-Denken (SW)**

Starke Vereinfachung vorgefundener, komplexer Sachverhalte. Wir stellen etwas dar als entweder richtig oder falsch, gerecht oder ungerecht, gut oder böse, immer oder nie usw. Es gibt nur das eine oder das andere. Zwischentöne oder Differenzierungen werden nicht gesehen. Dieser Denkfehler wird auch als Alles-oder-nichts-Denken bezeichnet.

- »Heute klappt auch gar nichts.«
- »Das kann auch nur mir passieren.«
- »Immer musst du mir widersprechen.«
- »Im Ausland ist alles besser.«

**Übertreiben/Untertreiben (Ü/U)**

Übertreiben und Untertreiben, Vergrößern und Verkleinern sind im Alltag häufig anzufindende Ausdrucksformen. Eine Nachricht wirkt damit meist interessanter – der Verkünder der Nachricht ebenso. Doch das Übertreiben von negativen und das Untertreiben von positiven Ereignissen beeinflusst unsere Gefühls- und Verhaltensweisen ungünstig.

- »Oje, das ist ja furchtbar!«
- »Mein Bruder kann alles besser.«
- »Handwerklich bin ich eine Niete.«
- »Ob ich das jetzt mache oder nicht, ist völlig egal.«

**Tunnelblick (TB)**

Unfähigkeit oder Unwilligkeit, Sachverhalte wahrzunehmen, die mit einer bestimmten Annahme nicht übereinstimmen. Für diesen Mechanismus finden wir auch die Ausdrücke »selektive Wahrnehmung« oder »Scheuklappen-Denken«. Wenn wir z. B. überzeugt sind, etwas nicht zu können, dann sehen wir die Situationen und Bereiche nicht, in denen wir es schon einmal konnten, teilweise konnten oder können, vielleicht können werden. Diese Momente, diese Ereignisse »zählen nicht«.

- »Gut, das habe ich mal hinbekommen. Naja, ein blindes Huhn findet auch einmal ein Korn.«
- »Ob ich heute Morgen mal relativ früh aufgestanden bin oder nicht – das verändert meine Depression auch nicht.«

**Übergeneralisierung (ÜG)**

Von Generalisierung sprechen wir, wenn ähnliche Auslöser die gleichen Reaktionen hervorrufen können. Generalisierung ist für uns Menschen sehr hilfreich und wichtig. Streichelt ein Kind z. B. einen fremden Hund, und der Hund beißt daraufhin das Kind, so kann es sehr sinnvoll sein, nicht nur diesen Hund nicht zu streicheln, sondern auch andere, fremde Hunde. Wenn jedoch das Kind übergeneralisiert, d. h. dies nicht nur auf Hunde, sondern auf alle Tiere bezieht, und nicht nur in Bezug auf

Streicheln, sondern insgesamt Angst vor Tieren bekommt, dann hat hier eine überschießende Verallgemeinerung stattgefunden, eine Übergeneralisierung.

- »Nie mehr einen Alleinunterhalter! Der beim letzten Geburtstag war ein absoluter Albtraum.«
- »Zu Geburtstagsfeiern gehe ich ungern; die enden doch nur in einer großen Sauferei.«

**Absolute Imperative (AI)**

Vieles in unserem Leben ist an Bedingungen und Regeln geknüpft. So spielen Wörter wie »sollen« und »müssen« eine große Rolle im Alltag. Für unseren Entscheidungsspielraum und damit für unser Befinden kann es jedoch wichtig sein, uns dieser Bedingungen bewusst zu sein. Wir unterscheiden z. B. ein *absolutes Müssen* von einem *bedingten Müssen.*

- »Ich muss arbeiten.«
- »Ich muss pünktlich sein.«
- »Ich darf nicht ›Nein‹ sagen.«

Im Vergleich zu:

- »Ich muss arbeiten, wenn ich Geld verdienen will.«
- »Ich muss pünktlich sein, um als zuverlässig zu gelten.«

Absolute Forderungen tragen in der Regel nicht zu unserem Wohlbefinden bei; wenn wir uns das Müssen als Voraussetzung, als Bedingung für eine erwünschte Folge verdeutlichen, sind damit unsere Entscheidungen und unser Entscheidungsspielraum klar(er) in unserem Bewusstsein.

**Gedankenlesen (GL)**

Wir meinen, Gedanken anderer Menschen zu kennen, ohne nachgefragt oder genauer exploriert zu haben.

- »Die können mich nicht leiden.«
- »Die denken, ich bin ein Versager.«
- »Die glauben garantiert, dass ich eine Macke habe.«

**Gefühle als Beweis (GB)**

Gefühle oder als Gefühl verkleidete Gedanken werden als Beweis für die Richtigkeit einer Behauptung, eines Gedankens, gehalten.

- »Ich habe das Gefühl, ich werde abgelehnt.« – »Ist das denn so?« – »Ja, das fühle ich ganz deutlich.«
- »Eine unangenehme Situation.« – »Du meinst: eine Situation, in der du dich unwohl fühlst.«

**Sichere Zukunftsvorhersagen (ZV)**

Oftmals wird Zukünftiges nicht als Wollen/Streben oder als Wahrscheinlichkeit/Möglichkeit formuliert, sondern als Geschehen/Fakt.

- Wir sagen selten: »Nächstes Jahr wollen wir nach Spanien fahren«, sondern, zumal wenn es bereits gebucht ist: »Nächstes Jahr fahren wir nach Spanien«.

Ähnlich gehen wir mit zukünftigen, unangenehmen und Angst auslösenden Vorgängen um.

- Wir sagen selten: »Ich nehme an, dass ich den Job nicht bekommen werde«, sondern: »Den Job bekomme ich garantiert nicht«.

Aus Möglichkeiten in der Zukunft machen wir eindeutig vorhersagbare Wirklichkeiten.

 

Trainieren Sie das Erkennen von Denkfehlern. Wir unterscheiden (s. Informationsblatt 9 »Denkfehler«):

- Schwarz-Weiß-Denken (SW)
- Übertreiben/Untertreiben (Ü/U)
- Tunnelblick (TB)
- Übergeneralisierung (ÜG)
- Absolute Imperative (AI)
- Gedankenlesen (GL)
- Gefühle als Beweis (GB)
- Sichere Zukunftsvorhersagen (ZV)

Tragen Sie die Denkfehler mit ihren Abkürzungen ein; es können auch mehrere für einen Satz zutreffen.

Keiner ist dazu besser geeignet als ich. ..............................................

Ich bin eine schlechte Mutter. ..............................................

Das muss schiefgehen. ..............................................

Ohne meinen Kaffee ist morgens mit mir nichts anzufangen. ..............................................

Die Therapie bringt mir gar nichts. ..............................................

Wenn dir etwas an mir liegt, dann machst du das auch. ..............................................

Jetzt muss ich los! ..............................................

Wer einmal lügt, der immer lügt. ..............................................

Ich werde nie den richtigen Mann für mich finden. ..............................................

Nur wer sich durchsetzt, hat eine Chance im Leben. ..............................................

Die nächste Panikattacke kommt bestimmt – und die wird wieder fürchterlich werden. ....................

Von Kochen habe ich keine Ahnung. ..............................................

Ich bin Asthmatiker. ..............................................

Ich kann nicht tanzen. ..............................................

Eigentlich glaube ich nicht an mich. ..............................................

Zeig mir dein Auto und ich weiß, wer du bist. ..............................................

»Psych…« – Psychologen, Psychiater, Psychologen – haben alle selbst eine Macke. ............................

Ich spende nichts mehr; das Geld geht sowieso nicht dorthin, wo es hinsoll. ......................................

Schade, dass ich nicht Klavier spielen kann. Jetzt bin ich zu alt, um es zu lernen. ...............................

Es gibt nichts Schöneres als Rosen. ................................................

Mit dir kann man nicht reden. ................................................

Ich bin sehr geduldig, doch irgendwann ist Schluss. ................................................

Nur Vegetarier können so eine politische Meinung ernsthaft vertreten. ............................................

Wenn ein Junge stottert, muss er ein ernsthaftes Problem mit seinem Vater gehabt haben – oder hat es immer noch. ................................................

Kein Wunder, dass sie sich so verhält. ................................................

Das wird schwierig! Deswegen habe ich jetzt schon Angst. ............................................

 

Nicht rationales Verhalten und irrationale Denkgewohnheiten sind weit verbreitet. Sie sitzen tief in uns Normalsterblichen und ebenso in den großen Köpfen dieser Welt. Aber wie genau lässt sich Irrationalität definieren? Woher kommt sie? Und ist sie ein »normaler« Teil unserer Persönlichkeit? Die Psychologen Albert Ellis und Windy Dryden beschäftigten sich intensiv mit diesen Fragen. Ihre Antworten ergeben folgendes Bild:

**Irrationalität** zeichnet sich dadurch aus, dass besonders starke Wünsche in *unbedingte Notwendigkeiten* verwandelt werden. Lassen sich diese dann nicht erfüllen, reagiert das irrational denkende Individuum mit *extremen Handlungen* bzw. *Sichtweisen.*

**Täuschung.** Irrationales Verhalten umfasst *grenzenloses Verallgemeinern.* Fakten und Informationen werden so stark angepasst, bis sie dem persönlichen Wunsch entsprechen. Irrationalität hat viel mit (Selbst-)Täuschung zu tun und räumt dem eigenen Gefühl mehr Platz ein als rationalen Gedanken. *Die Gefühle werden als Beweise verstanden:* Ich fühle das so intensiv, also muss das wahr sein. Die Ursprünge vieler irrationaler Ideen liegen in persönlichen Erfahrungen, aber auch in gerade nicht erlernten Erfahrungen. Wir reagieren kreativ, wir »erfinden« eben diese Erfahrungen. Im Zeitalter des omnipotenten Internets kann jeder Verschwörungstheoretiker »echtes« Wissen aus dem Netz saugen, von einem Link auf den nächsten klicken und so alle »Beweise« finden, die notwendig sind. Man wusste ja, dass man recht hatte! Emotionen und Glaube wirken auf uns derart authentisch und intensiv, dass aus Gefühlen und Wünschen echtes Wissen und unwiderlegbare Realität werden. Irrationale Realität.

**Glückskollision.** Versucht man eine weiter ausgreifende Definition von *Irrationalität*, könnte man sie als autoaggressiven, ja selbstzerstörerischen Konflikt bezeichnen. Jeder Gedanke, jedes Gefühl und Verhalten, das wesentlich mit dem Glück und Überleben eines Individuums kollidiert, könnte man als irrational benennen.

**Genetisch bedingt und erlernt.** Dabei scheint die menschliche Irrationalität zumindest teilweise genetisch bedingt zu sein, hat ihren Ursprung in der Natur des Menschen. Letztlich ist sie ein notwendiger Gegenpart zur Rationalität, bildet ein polares Paar wie Denken-Fühlen, Glauben-Wissen, Träumen-Wachen. In der einen oder anderen Form ist menschliche Irrationalität in jedem von uns zu finden. Sie ist keine Frage der Intelligenz oder Empathie und kann in so gut wie allen kulturellen oder gesellschaftlichen Gruppen und in allen Epochen nachgewiesen werden. Dennoch ist ein beträchtlicher Teil solcher Verhaltensweisen sicherlich erlernt. Wie so oft wirken beide Komponenten – angeboren und erlernt – bei der Ausbildung von irrationalen Gedanken zusammen.

**Achtsamer Umgang.** Wir alle haben also eine natürliche Tendenz zur Irrationalität. Wir haben aber auch die Möglichkeit, uns eben dieser irrationalen Gedanken und Verhaltensmuster bewusst zu werden. Meistens arbeiten wir daran, uns kontinuierlich in Richtung Rationalität zu bewegen. Es bedarf ständigem bewussten Innehalten und Beobachten der eigenen Handlungen. Es bedeutet, immer wieder daran zu arbeiten.

## INFO 11 Kosten der kognitiven Dissonanz – Erklärung

T

- Drucken Sie Informationsblatt 12 »Kosten der kognitiven Dissonanz« zweimal aus. Lesen Sie mit Ihrer Klientin laut mit verteilten Rollen.
- Bitten Sie nach Abschluss des Dialogs Ihre Klientin, die letzten beiden Absätze auf dem Informationsblatt 12 vorzulesen.
- Schildern Sie ihr anschließend das nachfolgende *Experiment.*

**Experiment**

Im Rahmen einer psychologischen Untersuchung nahmen Probanden an einem langweiligen und zeitaufwändigen Experiment teil.

Danach sollten sie den noch wartenden Personen erzählen, dass das Experiment »sehr interessant« sei. Die Probanden der Gruppe 1 erhielten dafür jeweils einen Dollar, diejenigen der zweiten Gruppe 20 Dollar Belohnung. Beide Gruppen machten also diese Falschaussage.

Bei einer späteren Befragung stellte sich die Meinung der Probanden wie folgt dar: Gruppe 1, die Geringentlohnten, gaben an, dass das Experiment »sehr interessant« gewesen sei. Gruppe 2, die Hochentlohnten, blieben bei dem, wie sie es ursprünglich selbst erlebt hatten: »langweilig«. Wie kann man das erklären?

Ein Dollar ist kein Anreiz, eine *Falschaussage* aufrechtzuerhalten. Das hakt. Hier stimmt die Welt nicht mehr; hier wird eine *Dissonanz* festgestellt. Um die Belohnung zu rechtfertigen, wird die Einschätzung nachträglich angepasst (!) – in voller Überzeugung. »Ja, das Experiment war interessant.« So erlebten die Probanden *Konsonanz.* Gruppe 2 kann diese *Falschaussage*, diese »Lüge« aushalten; die Probanden bekamen dafür eine ordentliche Belohnung. Ja, die Falschaussage hat sich gelohnt. Die ursprüngliche Einschätzung »langweilig« kann weiter bestehen.

- Bitten Sie Ihre Klientin, das Experiment nachzuerzählen, um sich zu vergewissern, dass sie es verstanden hat.
- Fragen Sie sie in der nächsten Stunde noch einmal danach. Das erzählte Experiment soll ein Wissensbaustein Ihrer Klientin im Rahmen Ihrer Gespräche werden.

 

## Kosten der kognitiven Dissonanz



T: Kennen Sie das? Jemand sagt: »Eigentlich bräuchte ich neue Reifen fürs Auto; die sind ganz schön abgefahren – aber die müssen noch ein Vierteljahr durchhalten.« Weshalb sagt der Betreffende das so?

K: Na ja, wegen der Kosten.

T: Sie meinen die Geldkosten.

K: … Ja.

T: Die Reifen müssen durchhalten – »Die Reifen müssen durchhalten!«

K: Eigentlich Blödsinn, diese Aussage. Die sind abgefahren und dann müssen die Reifen durchhalten – als könnten die Reifen das bestimmen! Nicht nur Blödsinn, auch lebensgefährlich, mit abgefahrenen Reifen zu fahren.

T: Tja, wieso sagt dann der Betreffende nicht: »Die Reifen sind ganz schön abgefahren. Ich brauche neue. Das kostet Geld; und deswegen warte ich noch ein Vierteljahr, auch wenn es lebensgefährlich sein kann.«

K: Dann würde ja jedem klar sein, wie unverantwortlich das ist.

T: Und der Betreffende ergänzt: »Und das riskiere ich.«

K: Noch schlimmer!! Dann bekennt er sich sogar zu diesem Wahnsinn.

T: Das aber wäre offen und ehrlich. Glauben Sie, dass er diese Gefahr absichtlich verheimlicht, dass er absichtlich vom »Durchhalten der Reifen« spricht?

K: Viel schlimmer. Ich bin fest davon überzeugt, dass er sich selbst etwas in die Tasche lügt.

T: Was heißt das?

K: Dass er sich selbst etwas vormacht, um die Reifen nicht kaufen »zu müssen«!

T: Sie meinen …

K: … Ich meine: die Realität verleugnet. Sind wichtige Kognitionen – das können Gedanken, Wahrnehmungen, Meinungen, Einstellungen, Vorstellungen, Wünsche, Werte oder Absichten sein – für uns miteinander unvereinbar, entsteht ein als unangenehm empfundener Gefühlszustand. Dieser kann als *Kognitive Dissonanz* benannt werden.

**Definition**

**Dissonanz** heißt übersetzt »Auseinanderklang«, kann auch mit »Reibung« oder »Missklang« wiedergegeben werden.

In der Musik streben Dissonanzen nach Auflösung, von der Disharmonie zur Harmonie. Die Spannung des unangenehmen Zustands motiviert das Individuum dazu, diesen aufzulösen und somit wieder *Konsonanz*, »Zusammenklang«, zu erreichen. Was wird dazu unternommen? Überdenken und Neubewerten werden eingeleitet. Zusätzlich wird aktiv versucht, Informationen und Umstände zu meiden, die Dissonanz verursachen oder vergrößern können. Das heißt: Neue Informationen, welche die Unvereinbarkeit zu bestehenden Sichtweisen vergrößern oder verdeutlichen, werden »abgetan«. Oftmals ist es schwieriger, bestimmte Verhaltensweisen zu ändern als entsprechende Einstellungen. Also wird die Einstellung, die einhergehende Beurteilung so »gedreht«, dass die Verhaltensweise weiterhin umgesetzt werden kann.

## INFO 13 Kognition

### Kognition

*Kognition* ist ein in der Psychologie wichtiger und häufig verwendeter Begriff. Es gibt hierfür kein entsprechendes deutsches Wort. Schade! Also unternehmen wir den Versuch zu erklären, was damit ausgedrückt werden soll.

**Definition**

Das Wort **Kognition** stammt vom lateinischen Verb *cognoscere*: *kennenlernen, erkennen, wahrnehmen, bemerken*. Unter *Kognition* verstehen wir *jegliche Form mentalen Wissens und Erkennens*, also all das, was uns »*durch den Kopf geht*«. Das sind z. B. Erinnerungen, Vorstellungen, Bilder, Meinungen, Interpretationen und Beurteilungen, Normen, Einstellungen, gelernte Fakten, Erfahrungen. Am treffendsten und sinnvollsten können wir das Wort *Kognition* im Deutschen mit *Gedanken* wiedergeben.

### Kognitive Prozesse

Als *kognitive Prozesse* werden solche verstanden, die zur Aufnahme und Verarbeitung von Informationen führen und Handlungen vorbereiten. Dazu gehören

- **Wahrnehmung:** Durch die Sinne werden Informationen aus der Außen- und Innenwelt aufgenommen.
- **Aufmerksamkeit:** Die Konzentration wird auf bestimmte Reize oder Aktivitäten gerichtet.
- **Denken:** Aufgenommene Informationen werden verarbeitet, integriert und zu vorhandenem Wissen in Beziehung gesetzt.
- **Gedächtnis:** Informationen werden kodiert, gespeichert, um wieder abgerufen werden zu können.
- **Sprache:** Informationen werden für kommunikative Vorgänge in klang- und bildliche Symbole gefasst, in Worte.
- **Lernen:** Aufnahme von Informationen, die zu einer Veränderung von mentalem Wissen und innerlichem wie gezeigtem Verhalten führen.

*Kognitive Prozesse* sind beim Menschen grundlegend dafür, sich in der Welt zu orientieren und der Umwelt anzupassen, um Entscheidungen zu treffen, um (s)eine Identität zu konstruieren.

**Wichtig**

Kognitionen und kognitive Prozesse sind immer körperrepräsentiert. Die oftmals beschriebene Trennung von Geist und Körper existiert in dieser Weise nicht; wir können sie als Vorgang unterschiedlichen Fokussierens verstehen. Denn: Mentale Vorgänge sind verschmolzen mit Gefühlen, Körperempfindungen und Handlungsimpulsen – wie auch umgekehrt. Sie stehen in ständiger wechselhafter Beziehung und Beeinflussung.

(T: Therapeutin – K: Klient)

T: … Ich möchte gern zusammenfassen, wie sich die Situation für Sie darstellt, wie Sie sie erleben. Sie sagen, Sie arbeiten zu viel und zu lange. Durch die Nicht-Wiederbesetzung der zweiten Stelle hätten Sie permanent zu viel Arbeit. Diese könnten Sie nicht bewältigen. Sie erleben großen Stress, sind abends völlig erschöpft, schlafen schlecht und beginnen den nächsten Tag schon ziemlich gerädert, wie Sie es ausdrücken. Sie haben starke Rückenbeschwerden, die Sie auf die Arbeit im Sitzen vor dem Bildschirm zurückführen. Sie halten es für dringend, etwas dagegen zu tun. Hier könnte Yoga sehr hilfreich sein, gegen den Stress, gegen die Schlafprobleme, für den Rücken.

> »… für Sie darstellt, wie Sie sie erleben«: Der subjektive Erlebensaspekt wird betont. Subtil wird angesprochen, dass man es auch anders sehen kann (vgl. AB 57 »Meinungen« und AB 58 »Meinungen drücken nur Meinungen aus«). Eine Disputation (INFO 2 »Einteilung der Kognitiven Disputation«) wird damit schon angedeutet.
> AB 36 »Zusammenfassen«

K: Genau, toll zusammengefasst.

T: Danke. Und …

K: Naja, ich habe halt Angst, mich beim Yoga zu blamieren.

T: Wegen …

K: Naja, ich bin stocksteif, habe sowieso kein Bewegungstalent, bin vielleicht der einzige Mann im Kurs und – ja, bestimmt die totale Lachnummer.

> AB 7 »Grundhaltungen der Sokratischen Gesprächsführung: Ressourcenaufdecker«, INFO 1 »Ressourcenaufdeckung in Aktion«: T beginnt den Satz, um K anzuregen, diesen weiterzuführen.
> AB 43 »Körpersprache«): Auch einzelne Wörter lassen verschiedene Intonierungen und körpersprachliche Ausdrucksformen zu. »Wegen …«, hier z. B. aussageförmig weitergeführt, Handfläche öffnend nach oben. Durch die einzelnen kurzen, weiterführenden Wörter kann K in der vorgestellten Szene gefühlsmäßig verbleiben. Die Antworten können dadurch unmittelbarer entstehen.
> TIPP: Nicht alle Aussagen müssen gleich bzw. überhaupt befragt werden.

T: Und da haben Sie Angst, sich zu blamieren.

> AB 35 »Wiederholen«

K: Ja.

T: Wenn ich das recht verstehe: Yoga könnte für Sie sehr hilfreich sein – Stress, Schlafen, Rücken – und wenn Sie hingingen, haben Sie Angst, sich zu blamieren.

> AB 36 »Zusammenfassen, AB 37 »Zusammenführen«: T fasst Hilfreiches zusammen und stellt es der Angst gegenüber.

K: Exakt.

| Dialog | Kommentar |
|---|---|
| T: Wollen wir das als unser heutiges Ausgangsthema festhalten?<br>K: Ja, prima. | Vereinbarung zur Festlegung des (vorläufigen) Themas. |
| T: Also noch einmal: Das Vorhaben, sozusagen die Idee, ich gehe zum Yoga, aktiviert Angst. Und diese Angst ist eine Folge der Meinung, dass Sie sich blamieren werden.<br>K: Interessant dargestellt. Ja, genauso ist es. … Leider. | AB 36 »Zusammenfassen, AB 12 »ABC-Schema«, vgl. AB 14 »Aktivierendes Ereignis (A): Die Zusammenfassung wird im ABC-Schema entwickelt. AB 57 »Meinungen«, AB 58 »Meinungen drücken nur Meinungen aus«: Der bedingende Gedanke wird absichtlich als »Meinung« formuliert. |
| T: Leider?<br>K: Ja, ich wünschte, ich hätte keine Angst davor. | AB 35 »Wiederholen«: T greift mit »leider« die Bewertung auf (vgl. AB 15 »Beschreiben – Interpretieren – Bewerten«) und bringt das Gespräch voran. |
| T: Damit …?<br>K: Damit ich da hingegen könnte.<br>T: Das würden Sie gern? | AB 7 »Grundhaltungen der Sokratischen Gesprächsführung: Ressourcenaufdecker, INFO 1 »Ressourcenaufdeckung in Aktion«: Weiterentwickeln mit einem Wort. T registriert, dass K von einem Wunsch spricht, ein Gefühl nicht haben zu wollen. Sie fragt jetzt nicht mit dem häufig gebrauchten Warum, sondern nimmt den Weg zum Ziel auf: Damit … |
| K: Ja, ich würde es auf jeden Fall einmal ausprobieren wollen. | AB 7 »Grundhaltungen der Sokratischen Gesprächsführung: Ressourcenaufdecker, INFO 1 »Ressourcenaufdeckung in Aktion«. Durch das Nachfragen erweitert K. seine Antwort: »… auf jeden Fall ausprobieren«. Er senkt damit seine Ziel-Schwelle ab. |
| T: Der Wunsch, es einmal auszuprobieren, könnte hilfreich für Sie sein, könnte Ihr Vorhaben nicht so schwierig erscheinen lassen. Okay, noch einmal aktualisiert: »Was Yoga betrifft: Ich habe Angst, mich zu blamieren.« Das Ziel: »Ich würde gern zum Yoga gehen, zumindest jedoch es einmal ausprobieren wollen.« | AB 3 »Grundhaltungen der Sokratischen Gesprächsführung: Verkäufer«: Verändertes Ziel wird als hilfreich erachtet.<br>AB 36 »Zusammenfassen« mit Aktualisieren.<br>AB 35 »Wiederholen«: Wiedergabe in der Ich-Form. |
| K: Genau. Und jetzt, wie weiter? | K fühlt sich durch das sachliche Zitieren verstanden. |

 

| Dialog | Kommentar |
|---|---|
| T: Lassen Sie uns kurz durchatmen und anerkennen, dass das Problem und ein Ziel so genau formuliert sind. Diese konkrete Eingrenzung wird uns bei der weiteren Arbeit bestimmt helfen können. … Nun möchte ich Ihnen zwei Fragen stellen. Die erste: Woher wissen Sie, dass Sie sich blamieren werden? | AB 41 »Verbal-Absätze«: Durchatmen.<br>AB 32 »Bestätigen«: »… so genau formuliert sind.«<br>AB 3 »Grundhaltungen der Sokratischen Gesprächsführung: Verkäufer«: … wird uns bestimmt helfen können.<br>AB 6 »Grundhaltungen der Sokratischen Gesprächsführung: Prüfer«: Kündigt zwei Fragen an, stellt die erste. Frage zur empirischen Prüfung (AB 19 »Empirische Disputation«, AB 20 »Empirische Unrichtigkeit«). |
| K: Das befürchte ich. | K beantwortet die Frage anhand seines Gefühls. |
| T: Ja, das habe ich verstanden, als Sie sagten, dass Sie Angst haben. Meine Frage jetzt heißt: Woher können Sie wissen, dass Sie sich tatsächlich blamieren werden? | AB 6 »Grundhaltungen der Sokratischen Gesprächsführung: Prüfer«: Wiederholt die empirische Prüfung mit einer anderen Frage. |
| K: Also, strenggenommen: wissen kann ich das natürlich nicht. Ich habe ja auch nur gesagt, dass ich es befürchte. | K entzieht sich der klaren Antwort mit »strenggenommen«. Und unterlegt das damit, dass er »auch nur« gesagt habe … |
| T: Das finde ich interessant. Heißt »befürchten«, dass Sie nicht wissen, ob es eintreten wird?<br>K: Genau. | AB 32 »Bestätigen«: »… interessant.« Weiterfragen im Sinne einer logischen Disputation (AB 21 »Logische Disputation«): »Heißt …« |
| T: Haben Sie denn jetzt schon Angst?<br>K: Oh ja, und sogar ganz ordentlich. | T fragt nach der Angst in der Gegenwart, pointiert mit »schon«. |
| T: Das heißt, Sie haben <u>jetzt</u> schon Angst, dass Sie sich <u>möglicherweise</u> blamieren könnten. Sie haben in der <u>Gegenwart</u> Angst, sich in der <u>Zukunft</u> möglicherweise zu blamieren. | AB 36 »Zusammenfassen, AB 37 »Zusammenführen«: mit absichtlich teils anderen Wörtern, um die Gegenüberstellung zu pointieren. AB 40 »Textmarker«, AB 21 »Logische Disputation« |

| Dialog | Kommentar |
|---|---|
| K: Ist das komisch?<br>T: Ist das komisch? | Antworten durch Gegenfrage. Im empathischen Ton ausgedrückt (AB 43 »Körpersprache«), dranbleibend: AB 7 »Grundhaltungen der Sokratischen Gesprächsführung: Ressourcenaufdecker, INFO 1 »Ressourcenaufdeckung in Aktion«, AB 40 »Textmarker«: Ist (!) das … |
| K: Naja, wohl eher tragisch. Dass ich etwas befürchte, echt Schiss habe, und ich weiß noch gar nicht, ob das überhaupt so sein wird. | K beantwortet die empirische Prüfung (»Woher können Sie wissen, dass Sie sich tatsächlich blamieren«) mit Interpretation/ Bewertung: »tragisch«. |
| T: Können wir das so festhalten: Sie haben jetzt, in der Gegenwart schon ein Gefühl, ein ausgeprägtes Gefühl bezüglich eines Umstandes, von dem Sie nicht wissen, ob er überhaupt stattfinden wird. | AB 36 »Zusammenfassen«: mit anderen Wörtern, um zu pointieren. |
| K: Ja, krass. … Ist das normal? | |
| T: Ernstgemeinte Frage?<br>K: Total ernst! | T hält die Antwort zurück. Vergewissert sich erst, ob es wirklich als Frage (nicht als rhetorische) gemeint ist. |
| T: Wenn ich darauf antworten sollte: Statistisch völlig normal oder: statistisch krass normal oder: statistisch normal krass. | AB 3 »Grundhaltungen der Sokratischen Gesprächsführung: Verkäufer«: T gibt eine Antwort. AB 2 »Provokation«, AB 36 »Zusammenfassen«: T greift die Wörter humorvoll auf und ‚spielt damit. |
| K: Sie sind lustig. Sie meinen: So passiert's bei den meisten Menschen? | K versteht die humorvolle Antwort und »übersetzt« sie. |
| T: Ja, es scheint etwas typisch Menschliches zu sein. | AB 3 »Grundhaltungen der Sokratischen Gesprächsführung: Verkäufer«: T antwortet hier mit »es scheint«. |
| K: Aber nicht gesund!! Oder? | K folgert weiter. |

| Dialog | Kommentar |
|---|---|
| T: Ganz spannend, dass Sie das sagen und so benennen. Das führt mich zur zweiten Frage, die ich Ihnen stellen möchte. Als Sie sagten, dass Sie sich blamieren werden: Hilft Ihnen diese Meinung, Ihr Ziel zu erreichen, Ihrem Ziel näher zu kommen, im weitesten Sinne gesund zu bleiben oder zu werden? | T antwortet nicht. AB 32 »Bestätigen«: »Ganz spannend, dass Sie …<br>AB 6 »Grundhaltungen der Sokratischen Gesprächsführung: Prüfer«: T greift »blamieren« auf mit 2. Grundfrage einer Disputation (INFO 2 »Einteilung der kognitiven Disputationen«): Hilft es … und konkretisiert (AB 33 »Konkretisieren«) die Frage. |
| K: Keineswegs, sondern voll zum Gegenteil hin.<br>T: Das heißt, Ihre ursprüngliche Behauptung, sich zu blamieren, ist …? | AB 6 + 7 »Grundhaltungen der Sokratischen Gesprächsführung: Prüfer bzw. Ressourcenaufdecker«, INFO 1 »Ressourcenaufdeckung in Aktion«: Leitet K dazu an, selbst zu antworten. |
| K: … ein echter Stimmungskiller. Richtiges Eigentor! … Wenn Sie mein Fußballtrainer wären, könnte ich Sie jetzt fragen: Trainer, wie kann ich mit diesem Blödsinn aufhören? | K antwortet nicht mit richtig oder falsch; er bringt stattdessen ein Stimmungsbild ein. Erweitert es zu einer Metapher. Greift selbst die Metapher auf und stellt eine Frage an T. |
| T: Als Trainerin würde ich sagen … ach, wissen Sie was? Lassen <u>Sie</u> doch mal den Trainer sprechen, Sie kennen sich ja am besten … Was wäre eine hilfreiche Ansprache, die <u>Sie</u> anspricht? Wie können Sie mit diesem »Blödsinn«, wie Sie sagten, aufhören? | T bleibt in der Metapher, gibt das Antworten weiter. Leitet über zu AB 4 »Grundhaltungen der Sokratischen Gesprächsführung: Ebenbürtige Partner«, AB 5 »Die Berg-Metapher«: »Sie kennen sich ja am besten«. Und stellt jetzt selbst die Frage (AB 35 »Wiederholen«) zum geleiteten Entdecken: AB 7 »Grundhaltungen der Sokratischen Gesprächsführung: Ressourcenaufdecker«, INFO 1 »Ressourcenaufdeckung in Aktion«. |
| K: Ich würde sagen: »Lass dich nicht unterkriegen, du schaffst das, glaub nicht alles so, was du den ganzen Tag vor dich hindenkst!« | K bleibt in der Metapher, kommt in diesem Kontext voran, beantwortet damit die selbstgestellte Frage. |
| T: Lass dich nicht unterkriegen, du schaffst das, glaub nicht alles so, was du den ganzen Tag vor dich hindenkst! … Was meinen Sie, hätte die deutlichste, die hilfreichste Wirkung? | AB 35 »Wiederholen« mit den gleichen Wörtern. Verdeutlichung der aufgezählten Möglichkeiten (AB 34 »Verkettungen auflösen«). Prüfer: 2. Disputationsfrage (INFO 2 »Einteilung der kognitiven Disputationen«): »… die hilfreichste Wirkung«. |

| Dialog | Kommentar |
|---|---|
| K: Also, wenn ich so in mich hineinspüre … erstaunlicherweise: »Glaub nicht alles so, was du den ganzen Tag vor dich hindenkst.« | Die Frage wirkt. K spürt in sich hinein und findet eine Antwort. |
| T: Ah ja. Interessant. Wieso eigentlich »erstaunlicherweise«? | AB 32 »Bestätigen«: »Ah ja« und »interessant«. AB 35 »Wiederholen« / AB 39 »Zustimmend einen Zweifel setzen«: Aufgreifen eines Wortes: »erstaunlicherweise«. |
| K: Nicht unterkriegen, du schaffst das – das sind ja so richtige Mutmacher, Rückenstärker – und doch, der andere Satz geht tiefer bei mir rein. | |
| T: Wenn wir denken, sind wir normalerweise in unseren Gedanken. Und hier wird die Fähigkeit angesprochen, auf unsere Gedanken schauen zu können, um dann zu entscheiden: glaube ich – glaube ich nicht. | Der »Verkäufer« erklärt Fusion und Defusion (INFO 3 »Fusion im Alltag«). AB 40 »Textmarker«: Herausheben einzelner Wörter. |
| K: Klingt nach Freiheit. | K kommt gut mit und erweitert die Sichtweise in Richtung »Freiheit«. |
| T: Freiheit. Und – Achtung! – (lächelnd den Finger gehoben) frei nach Nietzsche: nicht frei von, sondern frei zu.<br>K: Nochmal bitte … | AB 35 »Wiederholen«, AB 3 »Grundhaltungen der Sokratischen Gesprächsführung: Verkäufer«, Humor durch absichtliches Fingerheben), AB 40 »Textmarker« |
| T: Nicht frei von den Gedanken – Gedanken kommen, kommen und gehen. Frei zu den Gedanken, zu denen, die wir behalten und kultivieren wollen. | AB 35 »Wiederholen« / AB 3 »Grundhaltungen der Sokratischen Gesprächsführung: Verkäufer« mit gleichen und anderen Wörtern. Absichtliches Einbringen des neuen Wortes »kultivieren« um zu sehen, ob und wie es wirkt. |
| K: Kultivieren, das gefällt mir. | K greift das Wort auf, es gefällt ihm. |
| T: Kultivieren … statt lamentieren … | AB 35 »Wiederholen« mit dem gleichen Wort. Humor: T ergänzt das Wort, reimend, um es so emotional anzureichern für das Gedächtnis. Auch AB 29 »Neukonstruktion«), AB 31 »Meine Vornahme«. |
| K: Kultivieren statt lamentieren – noch besser! (lächelt). Das wird mein Spruch der Woche, mein Geheimtipp. Danke für Ihre Hilfe. | K gefällt es. Es ist wie eine Gesprächszusammenfassung und birgt eine motivierende humorvolle Veränderungskraft, eben einen »Geheimtipp«. |
| T: … (schaut zustimmend, nickt) | |

 

# Literatur

(Antike Werke sind nach dem Autor zunächst mit ihrem Werktitel aufgeführt. Zu Platon: Wenn im Buchtext nur der Titel angegeben ist und sich im Literaturverzeichnis dazu verschiedene Übersetzungen finden, so können alle genannten Ausgaben als Quelle dienen.)


Aristoteles (1997). Poetik. Übers.: M. Fuhrmann. Stuttgart: Reclam.

Aristoteles. (2012). Metaphysik. Übers.: A. Lasson. Ulan Press.

Aristoteles. (2013). Nikomachische Ethik. Übers.: U. Wolf. (4. Aufl.). Reinbek bei Hamburg: Rowohlt.

Aristoteles. (2016). Organon. Über die sophistischen Widerlegungen. Übers.: J. v. Kirchmann (4. Aufl.). Berlin: Edition Holzinger.

Blößner, N. (2002). The Encomium of a Noble Man. Anmerkungen zu Eric Voegelins Politeia-Interpretation. Occasional Papers, 5–10.

Boeger, A. (2018). Psychologische Therapie- und Beratungskonzepte. Theorie und Praxis (3. Aufl.). Stuttgart: Kohlhammer.

Born, M. (1965). Symbol und Wirklichkeit I: Ein Versuch, auf naturwissenschaftliche Weise zu philosophieren – nicht eine Philosophie der Naturwissenschaften. Physikalische Blätter, 21(2), 53–63.

Brakemeier, E.-L. & Jacobi, F. (Hrsg.). (2017). Verhaltenstherapie in der Praxis. Weinheim: Beltz.

Brecht, B. (1968). Prosa 2. Gesammelte Werke in 20 Bänden. Frankfurt am Main: Suhrkamp.

Byerly, H. & Merchant, C. J. (1973). A primer of logic. New York: Harper & Row.

Chessick, R. D. (1982). Socrates: first psychotherapist. The American Journal of Psychoanalysis, 42(1), 71–83.

Cohen, R. (1984). Verhaltenstherapie zu Beginn der achtziger Jahre. In H. Heimann & K. Förster (Hrsg.), Psychogene Reaktionen und Entwicklungen. Stuttgart: Fischer.

Ellis, A. (1962). Reason and emotion in psychotherapy. Secaucus, NJ: Citadel.

Ellis, A. (1985). Expanding the ABCs of rational-emotive therapy. In M. J. Mahoney & A. Freeman (Hrsg.), Cognition and Psychotherapy (S. 312–323). New York: Plenum Press.

Ellis, A. & Maclaren, C. (2015). Rational-Emotive Verhaltenstherapie. Paderborn: Junfermann.

Festinger, L. & Carlsmith, J. M. (1959). Cognitive consequences of forced compliance. The Journal of Abnormal and Social Psychology, 58(2), 203–210.

Gemoll, W. (2006). Griechisch-deutsches Schul- und Handwörterbuch (10. Aufl.). München: Oldenburg.

Hautzinger, M. (2013). Kognitive Verhaltenstherapie bei Depressionen (7. Aufl.). Weinheim: Beltz.

Hayes, S., Strosahl, K. D. & Wilson, K. G. (2014). Akzeptanz- & Commitment-Therapie. Achtsamkeitsbasierte Veränderungen in Theorie und Praxis. Paderborn: Junfermann.

Hirschberger, J. (1983). Kleine Philosophiegeschichte (18. Aufl.). Freiburg: Herder.

Hoellen, B. & Böhmer, M. (2018). Selbstakzeptanz. Die Rational-Emotive Verhaltenstherapie nach Albert Ellis. Stuttgart: Klett-Cotta.

Horster, D. (1994). Das Sokratische Gespräch in Theorie und Praxis. Wiesbaden: Springer Fachmedien.

Laertius, D. Leben und Meinungen berühmter Philosophen (1988). Hamburg: Meiner.

Landmann, M. (1950). Elenktik und Maieutik. Drei Abhandlungen zur antiken Psychologie. Bonn: Bouvier.

Lauth, G. W. & Mackowiak, K. (2019). Kognitive Verfahren. In S. Schneider & J. Margraf (Hrsg.), Lehrbuch der Verhaltenstherapie. Psychologische Therapie bei Indikationen im Kindes- und Jugendalter (2. Aufl.). Heidelberg: Springer.

Lotz, N. (1995). Trying to Coincide the Inner- and Outerworld: The Socratic Dialogue. Communication & Cognition, 28, 165–186.

Lotz, N. W. (2012). Rhetorik im Alltag: Schlagfertigkeit kann man lernen (2. Aufl.). Frankfurt am Main: First.

Lotz, N. W. (2016). Metaphern in der Akzeptanz- und Commitmenttherapie. Weinheim: Beltz.

Lotz, N. W. (2020a). Das Innere Selbstgespräch oder Wie Sie Ihre Gefühle und Verhaltensweisen wirksam beeinflussen können (4. Aufl.). Frankfurt am Main: First.

Lotz, N. W. (2020b). Die Rationale Selbstanalyse (RSA): Ein Arbeitsheft zur erfolgreichen Selbstveränderung (4. Aufl.). Frankfurt am Main: First.

Lotz, N. (2021). Der Königsweg der kognitiven Umstrukturierung – Sokratischer Dialog. Berlin: Workshop DPA (Deutsche Psychologen Akademie).

Lotz, N. W. & Diekstra, R. F. W. (2003). Rational-Emotive Therapie. Eine zusammenfassende Betrachtung (3. Aufl.). Eschborn: Dietmar Klotz.

Lotz, N. & Broocks, A. (2018): Akzeptanz- und Commitmenttherapie. Es ist wie es ist – um anders zu werden. DNP – Der Neurologe & Psychiater 2018; 19 (2), 46–53.

Margraf, J. & Schneider, S. (Hrsg.) (2018). Lehrbuch der Verhaltenstherapie, Band 1: Grundlagen, Diagnostik, Verfahren und Rahmenbedingungen psychologischer Therapie (4. Aufl.). Heidelberg: Springer.

Martens, E. (1992). Die Sache des Sokrates. Stuttgart: Reclam.

Metzger, W. (1975). Was ist Gestalttherapie? In K. Guss (Hrsg.), Gestalttheorie und Erziehung. Heidelberg: Steinkopff.

Meyer, M. F. (2006). Form und Inhalt des platonischen Dialogs. In M. F. Meyer (Hrsg.), Zur Geschichte des Dialogs – Philosophische Positionen von Sokrates bis Habermas. Darmstadt: Wissenschaftliche Buchgesellschaft.

Platon (2004). Apologie des Sokrates. Übers.: E. Heitsch (2. Aufl.). Göttingen: Vandenhoeck & Ruprecht.

Platon (2005). Apologie. Die Meisterdialoge. Übers.: R. Rufener. Düsseldorf: Albatros.

Platon (1982). Des Sokrates Verteidigung [Apologie]. Sämtliche Werke I. Übers.: F. Schleiermacher. Heidelberg: Lambert Schneider.

Platon (1982). Charmides. Sämtliche Werke I. Übers.: L. Georgii. Heidelberg: Lambert Schneider.

Platon (1982). Gorgias. Sämtliche Werke I. Übers.: J. Deuschle. Heidelberg: Lambert Schneider.

Platon (1982). Laches. Sämtliche Werke I. Übers.: L. Georgii. Heidelberg: Lambert Schneider.

Platon (1982). Menon. Sämtliche Werke I. Übers.: L. Georgii. Heidelberg: Lambert Schneider. Auch unter: http://www.opera-platonis.de/Menon.pdf.

Platon (2005). Phaidros. Die Meisterdialoge. Übers.: R. Rufener. Düsseldorf: Albatros.

Platon (2005). Protagoras. Die Meisterdialoge. Übers.: R. Rufener. Düsseldorf: Albatros.

Platon (1982). Sophistes. Sämtliche Werke I. Übers.: L. Georgii. Heidelberg: Lambert Schneider.

Platon (2005). Symposium. Die Meisterdialoge. Übers.: R. Rufener. Düsseldorf: Albatros.

Platon (1982). Theaitetos. Sämtliche Werke II. Übers.: F. Schleiermacher. Heidelberg: Lambert Schneider.

Pleger, W. H. (1998). Sokrates. Der Beginn des philosophischen Dialogs. Reinbek: Rowohlt.

Pleger, W. H. (2006). Sokrates und der Beginn des philosophischen Dialogs. In M. F. Meyer (Hrsg.), Zur Geschichte des Dialogs: Philosophische Positionen von Sokrates bis Habermas. Darmstadt: Wissenschaftliche Buchgesellschaft.

Radke-Uhlmann, G. (2006). Das Lächeln des Parmenides: Proklos' Interpretationen zur Platonischen Dialogform. Berlin: De Gruyter.

Reisenzein, R. (2000). Einschätzungstheoretische Ansätze. In J. H. Otto, H. A. Euler & H. Mandl (Hrsg.), Emotionspsychologie. Ein Handbuch (S. 117–138). Weinheim: Beltz.

Rufener, R. (2005). Platon. Die Meisterdialoge. Einführung. Düsseldorf: Albatros.

Schmalzriedt, E. (1974). Nephelai. In Kindlers Literatur Lexikon (Bd. 16). München: dtv.

Seneca, L. A. Epistulae morales ad Lucilium. Briefe an Lucilius über Ethik. (2018). Stuttgart: Reclam.

Scholz, W.-U. (2001). Weiterentwicklungen in der Kognitiven Verhaltenstherapie: Konzepte – Methoden – Beispiele. Stuttgart: Klett-Cotta.

Schopenhauer, A. (1859). Die Welt als Wille und Vorstellung. Gesamtausgabe (1998). München: dtv.

Stavemann, H. H. (1999). Emotionale Turbulenzen. Kognitive Verhaltenstherapie von Angst, Aggression, Depression und Verzweiflung (2. Aufl.). Weinheim: Beltz.

Stavemann, H. H. (2014). Integrative KVT. Die Therapie emotionaler Turbulenzen (5. Aufl.). Weinheim: Beltz.

Stavemann, H. H. (2015). Sokratische Gesprächsführung in Therapie und Beratung (3. Aufl.). Weinheim: Beltz.

Ueberweg, F. & Prächter, K. (Hrsg.) (1926). Die Philosophie des Altertums, Band 1: Friedrich Ueberwegs Grundriss der Geschichte der Philosophie. Berlin: Mittler.

Vlastos, G. (1991). Socrates. Ironist and Moral Philosopher. Cambridge: Cambridge University Press.

Voegelin, E. & Germino, D. (Hrsg.) (2000). The Collected Works of Eric Voegelin (3. Bd.): Plato and Aristotele. Columbia: University of Missouri Press.

Walen, S. R., DiGiuseppe, R. & Wessler, R. L. (2011). RET-Training: Einführung in die Praxis der rational-emotiven Therapie (3. Auflage). Stuttgart: Klett-Cotta.

Weithmann, M. W. (2010). Xanthippe und Sokrates: Frauen und Männer im alten Athen. Darmstadt: Primus-Verlag.

Wieland, W. (1999). Platon und die Formen des Wissens (2. Aufl.). Göttingen: Vandenhoeck & Ruprecht.

Wilken, B. (2019). Methoden der kognitiven Umstrukturierung: Ein Leitfaden für die psychotherapeutische Praxis (9. Aufl.). Stuttgart: Kohlhammer.

Wittgenstein, L. (1984). Werkausgabe Band 8. Frankfurt am Main: Suhrkamp.

Xenophon. Erinnerungen an Sokrates (1997). Übers.: R. Preiswerk. Stuttgart: Reclam.

Xenophon. Sokratische Gespräche aus Xenophons denkwürdigen Nachrichten von Sokrates (2012). Übers.: C. M. Wieland. Hamburg: tredition.